LES ACTUALITÉS MÉDICALES

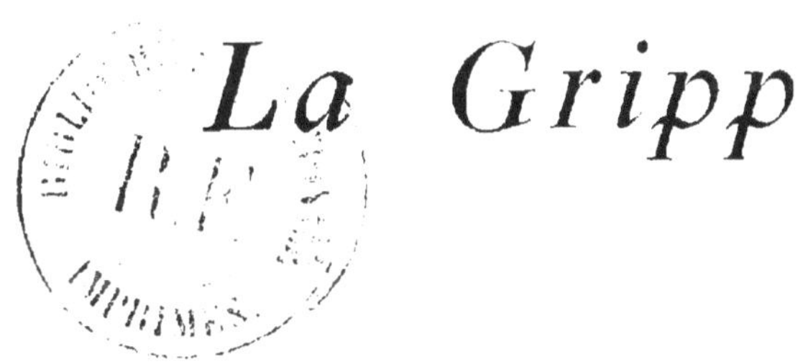

La Grippe

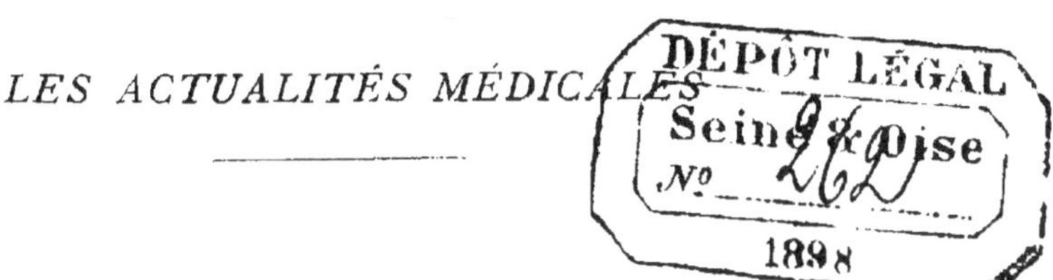

La Grippe

PAR

L. GALLIARD

MÉDECIN DE L'HÔPITAL SAINT-ANTOINE

Avec 7 figures dans le texte

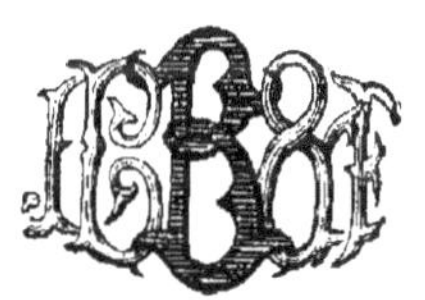

PARIS

LIBRAIRIE J.-B. BAILLIÈRE et FILS

19, RUE HAUTEFEUILLE, 19

1898

LA GRIPPE

INTRODUCTION

« La grippe, écrivait Broussais, est une invention des gens sans le sou et des médecins sans clients, qui, n'ayant rien de mieux à faire, se sont amusés à créer ce farfadet. »

Farfadet, le *tac* ou *horion* de 1404, qui, à Paris, fit perdre à cent mille personnes, d'après Étienne Pasquier, « le boire, le manger et le repos » !

Farfadet la *coqueluche* de 1510 qui se répandit dans toute l'Europe !

Farfadet le *catarrhe épidémique* de 1580 qui s'étendit en Asie et en Afrique, tandis que celui de 1627 devait atteindre l'Amérique !

Farfadets la *follette* de 1733, l'*influenza* de 1742, la *grippe* de 1782 qui, venue d'Astrakan, passa en Russie et fit le tour de l'Europe, peut-être le tour du monde !

Qui donc prendrait au sérieux la boutade de Broussais ?

Pendant ce siècle, l'histoire de la grippe n'a

été qu'un perpétuel recommencement : nous la retrouvons en 1803, en 1833, en 1836-37..., en 1889-90, enfin au mois de janvier 1898.

Elle est *épidémique* et *pandémique*.

Elle est aussi bien *endémique*.

Visiteuse importune, elle rôde incessamment autour de nos demeures.

Jeunes ou **vieux**, riches ou pauvres, nous sommes, tous sans exception, exposés à ses incursions, et, comme nous n'avons pas encore trouvé le moyen de lui barrer la route, j'ajoute à ses incursions *récidivantes*.

Voilà pourquoi il nous importe de la bien connaître.

I. — UNE ÉPIDÉMIE

Les épidémies d'influenza diffèrent peu les unes des autres.

En général elles marchent de l'est à l'ouest. C'est dire qu'elles nous viennent de Russie et d'Allemagne, et qu'à notre tour nous les transmettons à l'Angleterre et à l'Amérique.

Comment s'effectue la *propagation*?

Le 17 décembre 1889, Colin faisait à l'Académie de médecine cette déclaration : « L'épidémie actuelle montre, une fois de **plus**, son indépendance de tout transport par les communications humaines, traversant aussi vite les mers, les régions inhabitées que les pays à population dense. Les agents physiques (lumière, électricité) sont seuls capables d'aller aussi vite. »

Et Bouchard ajoutait : « La grippe frappe, il est vrai, un très grand nombre d'individus, mais c'est la preuve qu'elle n'est pas contagieuse. Une maladie contagieuse ne peut frapper en une seule nuit 50 000 personnes, comme cela s'est vu en janvier 1858. »

Anticontagionniste au début de l'influenza de 1889-90, pourquoi Bouchard s'est-il converti bientôt au contagionnisme ?

C'est l'étude des faits qui l'a éclairé.

Prenons quelques exemples :

Un commerçant de Frontignan rentre de Paris le 15 décembre, atteint de grippe. Le 17, il invite dix personnes à savourer les victuailles apportées de la capitale. Le 19, sur les dix convives, cinq sont atteints. L'amphitryon étant retourné à son bureau le 18, son employé contracte la maladie et, le 21, cet employé est forcé de s'aliter dans son domicile, au village de Vic. Dès lors, plusieurs cas se manifestent aussi bien au village de Vic qu'à Frontignan (Grasset).

Un passager du paquebot *Saint-Germain* s'embarque à Santander avec la grippe, qu'il a contractée à Madrid. Quatre jours plus tard, le médecin du bord est atteint. La maladie se généralise, elle frappe 154 passagers sur 436 (Proust).

Un officier de marine reçoit à Brest un gros colis venant de Paris le 11 décembre ; il le déballe ; trois jours plus tard, il a la grippe, qui frappe le lendemain et le surlendemain sa femme et ses trois domestiques. Le 14 décembre, il va à bord du vaisseau-école *la Bretagne*, monté par

850 hommes en rade de Brest, et y passe vingt-quatre heures. Le 16, un adjudant est atteint ; à partir du 17, l'épidémie frappe de 20 à 45 hommes par jour. Les officiers et sous-officiers autorisés à se faire soigner dans leurs familles portent l'influenza dans le pays (Danguy des Déserts).

A l'opposé, les communautés religieuses, les prisons, les asiles d'aliénés furent souvent respectés. Sur 73 phares anglais, 4 seulement eurent des malades, et le personnel (415 sujets) aurait été complètement épargné si 8 employés n'avaient visité des localités contaminées (Netter).

Donc la grippe est *contagieuse*.

La rapidité de sa *progression* est égale à celle des transports. Si elle a mis six mois pour franchir la distance de Bockara à Saint-Pétersbourg, il ne lui a pas fallu six semaines pour arriver de cette ville à Paris. Importée dans les grands centres par les trains express, elle s'est fait ensuite véhiculer dans les petites villes par les trains omnibus et les diligences.

Ce n'est pas seulement aux *individus* qu'elle s'attache, mais aux *objets*, aux vêtements, aux rideaux de la chambre, aux poussières, etc. Les germes voyagent dans l'*air*. Ils pénètrent ainsi dans les canaux respiratoires ou dans les premières voies digestives.

Ajoutons que, dès le début de la grippe, avant l'apparition du catarrhe, le sujet contaminé est susceptible de transmettre la maladie et qu'il conserve ce pouvoir au cours de la convalescence (Netter).

Faut-il parler de l'influence des *saisons*? La grippe aime l'hiver, mais on l'a observée au printemps, en automne et même en été. On a incriminé l'humidité, le dégel, les vicissitudes météorologiques, l'accroissement de la pression barométrique.

La *prédisposition individuelle* est égale pour tous ou à peu près. L'influenza paraît épargner les nouveau-nés et causer peu de dommages aux jeunes enfants. On la dit surtout fréquente chez les sujets âgés de vingt à quarante ans. L'influence des professions et des conditions sociales est absolument nulle. J. Bertillon a montré que la grippe de 1889-90 avait été aussi sévère pour les quartiers riches que pour les quartiers pauvres de Paris ; le service des Pompes funèbres n'a pas vu le nombre des enterrements à bon marché s'accroître relativement plus que celui des enterrements coûteux.

Quelle est la *proportion* des personnes atteintes. Plusieurs disent : à Paris, en 1889-90, les 2/3 de la population. Leyden abaisse ce chiffre à 50 p. 100 pour Berlin. Nous savons qu'un grand nombre de malades, traités secrètement pour des atteintes légères, se dérobent au regard des médecins : nos statistiques de *morbidité* demeureront donc toujours incomplètes. Regardez cependant autour de vous. Combien d'individus connaissez-vous qui puissent se vanter d'avoir échappé complètement, en temps d'épidémie, au malaise grippal ? Le nombre sera modeste. Pour ce qui concerne, au contraire, la *mortalité*, les documents abondent. Rappelez-vous seulement, lorsque vous lirez les statistiques, cette loi générale : *Si la grippe tue, c'est qu'elle frappe au thorax.*

J'emprunte à J. Bertillon ces détails sur l'épidémie parisienne de 1889-90.

C'est le 17 novembre 1889 qu'apparurent à Paris les premiers cas. A partir du 26 novembre, un grand nombre d'employés du magasin de nouveautés « le Louvre » furent atteints. Les 8, 9 et 10 décembre, on compte jusqu'à 515, 560 et 670 absents sur 3000. Vers la même époque, de nombreux cas sont signalés parmi les employés des postes et télégraphes et de plusieurs grands magasins.

L'épidémie n'entraîna d'abord d'autre suite fâcheuse qu'une incapacité de travail de quatre ou cinq jours. Elle devint meurtrière vers le 15 décembre. Ce fut seulement pendant la cinquantième semaine de l'année, c'est-à-dire plus de trois semaines après le début de l'épidémie, que brusquement la mortalité s'éleva. L'élévation de la mortalité dura environ sept semaines ; c'est-à-dire jusqu'à la quatrième semaine de janvier. Ce tableau l'indique :

49e semaine (1er au 7 déc. 1889). Nombre des décès.		1091
50e — (8 au 14 déc.).	— —	1188
51e — (15 au 21 déc.)	— —	1626
52e — (22 au 28 déc.)	— —	2374
1re semaine (28 déc. au 4 janv. 1890).	— —	2711
2e — (5 au 11 janv.)	— —	2078
3e — (12 au 18 janv.)	— —	1490
4e — (19 au 25 janv.)	— —	1159
5e — (26 janv. au 1er fév.)	— —	1046

Du 16 décembre 1889 au 31 janvier 1890, le nombre total des décès parisiens a été de 12 500 au lieu de 7 458, nombre de la période correspondante des quatre précédentes années.

C'est assurément à la grippe qu'on doit attribuer la différence, soit 5 042 décès, bien que les bulletins signés par les médecins vérificateurs n'accusent formellement cette maladie que dans 250 cas. Pour le prouver, il suffit d'envisager les chiffres des maladies qui subissent d'une façon évidente l'influence de la *constitution grippale* :

Du 16 décembre 1889 au 31 janvier 1890.

Pneumonie..................	1748 décès au lieu de	488
Bronchite aiguë...........	614 — —	219
Bronchite chronique......	727 — —	329
Pleurésie..................	130 — —	62
Congestion pulmonaire...	625 — —	144
Asthme	174 — —	59
Tuberculose pulmonaire...	2299 — —	1318
Coqueluche	111 — —	50

Même augmentation relative à Berlin, pendant les six semaines de grippe meurtrière (du 8 décembre 1889 au 18 janvier 1890) :

Laryngite..................	166 décès au lieu de	90
Bronchite..................	234 — —	100
Pneumonie.................	626 — —	285
Tuberculose pulmonaire..	833 — —	474

Il y a donc une *constitution médicale* qui mérite le nom de *grippale* et qui, sur les tables de mortalité, se traduit par l'augmentation des décès par affections thoraciques.

C'est ce qu'on appelait jadis *constitution catarrhale*.

Avant d'atteindre la France, la grippe de 1889 s'était déclarée en Russie à la fin d'octobre ; elle avait pris nettement dans ce pays le caractère épidémique dès le commencement de novembre, pour y frapper un tiers de la population. Elle venait, dit-on, d'Asie.

Elle s'était ensuite montrée à Berlin. Paris et Vienne subirent presque simultanément son atteinte. Elle passa ensuite dans les pays scandinaves, la Belgique, la Grande-Bretagne, les rives de la Méditerranée, pour gagner enfin l'Afrique (Proust).

Parmi les villes spécialement maltraitées par la grippe, il faut citer Aix-la-Chapelle, Cologne, Elberfeld, Gladbach, Wiesbaden, Kiel, Dantzig, Göteborg. La grippe a été plus meurtrière en Autriche qu'en Allemagne. Budapest n'a pas souffert plus que Paris, mais Presbourg, Szeged, Mako, Temesvar ont eu une mortalité plus élevée. C'est Laybach qui, en Europe, a mérité la première place dans le martyrologe de l'influenza.

En France, citons Reims, Le Mans, Toulouse, Marseille ; en Italie, Venise, Turin, Milan ; en Belgique, Liége. La Grande-Bretagne a peu souffert ; la mortalité d'Edimbourg a été cependant plus élevée relativement que celle de Paris.

Les *récidives* de la grippe ne sont pas rares au cours d'une épidémie. Certains sujets sont atteints deux ou trois fois. Il semble cependant, dit Netter, qu'une première atteinte procure une immunité relative. Les employés des douanes et des postes de Londres atteints en 1890 ont été pris dans une proportion deux fois moindre en 1892 que ceux qui avaient échappé à la première épidémie.

Les *reviviscences* de l'épidémie de 1889-90 ont été signalées de mars à septembre 1891, puis au début de l'automne de 1891, ensuite à la fin de 1892, inégales d'ailleurs dans les différentes contrées de l'univers. La Dordogne et la Charente ont eu un grand nombre de cas à la fin de 1891. L'épidémie de 1891 a été plus sérieuse à Londres, en Amérique et en Australie que celle de 1890 (Netter). D'après Wolff, la grippe aurait suivi en 1891 une marche exactement opposée à celle de 1889-90 ; elle serait revenue d'Amérique en Europe, et là, elle aurait marché de l'ouest à l'est. D'une façon générale, l'histoire des reviviscences serait moins facile à écrire que celle de la grande explosion primitive. Elle se confondrait assurément avec la description de la grippe *endémique*.

II. — LE MICROBE

La grippe est une maladie infectieuse. Quel en est le microbe ?

C'est pendant l'épidémie de 1889-90 que commencèrent les recherches bactériologiques. On décrivit un hématozoaire (Klebs), des diplocoques (Fischel), un streptocoque semblable à celui des suppurations (Ribbert, Finkler, Vaillard et Vincent), un coccus lancéolé encapsulé, rappelant le pneumocoque (Weichselbaum, Prior,

Lévy, Kruse et Pansini), un bacille encapsulé rappelant le pneumobacille de Friedländer (Jolles).

Mais Bouchard, Netter, Ménétrier, Leyden, Friedreich établirent qu'aucun de ces microbes n'existait à l'exclusion des autres. Chacun d'eux ayant été trouvé dans la bouche des sujets sains, leur apparition n'avait rien de surprenant; seulement leur virulence s'exaltait sous l'influence de la constitution grippale ou sous l'influence du microorganisme spécifique dont la détermination était attendue. Ainsi pouvaient se comprendre les complications et les accidents de la grippe. Netter faisait même remarquer que le microbe spécifique n'était pas nécessaire pour expliquer la contagiosité de la maladie, la contagion résultant de la dissémination des pneumocoques, des streptocoques, des staphylocoques à virulence exaltée.

En janvier 1892, Pfeiffer décrivit un bâtonnet fin et court, se colorant par les couleurs basiques d'aniline et par le liquide de Ziehl étendu, se décolorant par le Gram. On le trouvait dans le muco-pus bronchique, d'abord à l'état libre et formant de véritables amas, plus tard inclus dans les cellules. Il ne se cultivait qu'à 37°.

Sur l'agar nutritive à la surface de laquelle on avait laissé couler une goutte de sang, le bacille, cultivé à 37", formait de petites colonies très fines, très brillantes, d'abord visibles seulement à la loupe, sans tendance à la confluence. colonies composées de petits bâtonnets dont les extrémités étaient plus colorées que le centre.

Inoculé au singe, ce bacille déterminait des accidents comparables à ceux de l'influenza humaine; il était inoffensif pour les autres espèces animales (fig. 1 et 2).

La découverte de Pfeiffer ne tarda pas à être

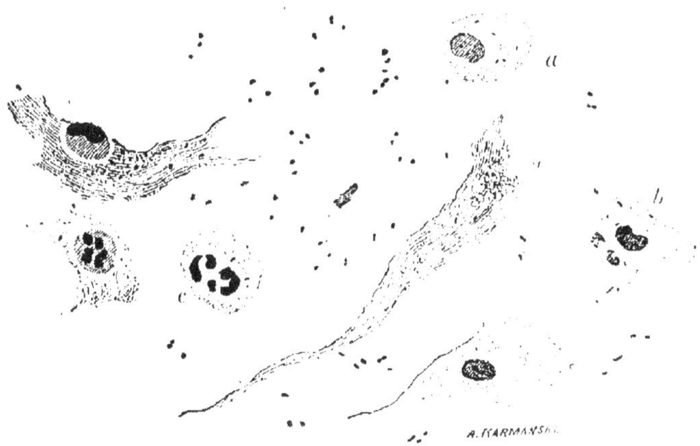

Fig. 1. — Expectoration dans l'influenza.

La plupart des bacilles sont libres. En *a*, *b*, *c*, quelques bacilles inclus dans les cellules (Netter).

acceptée par Kitasato, Pfuhl, Klein, Netter, Borchardt, Weichselbaum, etc.

Le bacille de Pfeiffer représente actuellement, pour la majorité des auteurs, le microbe spécifique de l'influenza.

On le distinguera du *pseudo-bacille* que Pfeiffer a rencontré dans les bronchites simples.

Faut-il le confondre avec le microbe de Teissier, Roux et Pittion? Ce microbe offre certaines analogies avec le pneumocoque, le streptocoque, le bacille de Pfeiffer ; on ne saurait l'identifier avec aucun d'eux (Netter) ; on le trouve dans le sang et dans l'urine.

Peut-on le découvrir dans le sang ? Canon l'a affirmé, et après lui Canestrini, Bruschettini,

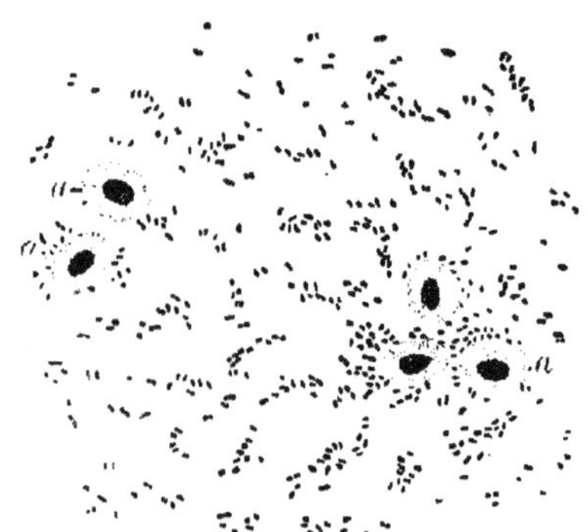

Fig. 2. — Bacilles de l'influenza.

a,a,a, Globules rouges du sang de pigeon (culture sur gélose à la surface de laquelle a été étalée une goutte de sang) (Netter).

Chantemesse et Cornil, Letzerich, etc. Pfeiffer et d'autres l'ont nié avec énergie.

Il n'a pas été trouvé seulement dans le pus des bronches, mais dans le liquide pulmonaire (Chiari, H. Meunier), la plèvre (Pfeiffer, Letzerich, H. Meunier), la rate (Chiari), l'urine, le suc cérébral (Letzerich, Pfuhl et Walter).

Comme il est souvent associé à d'autres microbes et difficile à isoler, nous ne pouvons nous vanter encore d'être fixés définitivement sur son activité pathogène

III. — LES SYMPTOMES

Il convient d'étudier les symptômes aux diverses périodes.

Après l'incubation, on distingue l'invasion, la période d'état, le déclin, la convalescence.

INCUBATION

Un médecin anglais, Kerr, ayant observé, en 1889-90, à Londres, 600 cas de grippe, admet que l'incubation dure six à huit jours. D'après la plupart des auteurs, la durée moyenne n'est que de deux jours. Quelques-uns disent même : vingt-quatre à trente-six heures.

Antony reçut, dans son service du Val-de-Grâce, le 10 décembre 1890, plusieurs malades atteints de grippe ; du 13 au 24 décembre, il vit éclater 15 cas intérieurs et, ayant étudié la répartition des grippés venus du dehors et des hommes contaminés à l'hôpital, il put fixer onze fois la durée de l'incubation :

2 fois......................	Un seul jour.
4 —	2 jours.
4 —	3 —
1 —	4 —

INVASION

Il y a, dans quelques cas, des *prodromes* caractérisés par les frissonnements, le malaise indéfinissable, les vertiges, l'inappétence, la sternutation, le coryza. Ces symptômes peuvent se manifester pendant deux ou trois jours avant la grippe confirmée.

Mais le plus souvent *le début est brusque*.

Quels sont les grands phénomènes qui marquent ce début ?

Frisson. — « L'affection, disait Huxham, débutera par un frisson léger, bientôt suivi de chaleur générale et irrégulière. » Ce n'est pas toujours un frissonnement, ou une série de frissons légers ; c'est souvent un violent frisson qui secoue tout le corps et s'accompagne de refroidissement des extrémités.

Un jeune homme est pris subitement, au milieu de la promenade, d'un frisson et d'un accès de fièvre ; la température s'élève aussitôt à 39°,8 ; trois heures après, elle revient à l'état normal (Huchard). Un négociant éprouve le frisson initial tandis qu'il descend l'escalier de la Bourse. Les exemples sont nombreux.

Défaillance. — Un conducteur d'omnibus se trouva pris brusquement d'une telle défaillance qu'il fût tombé si les voyageurs de la plate-forme ne l'eussent soutenu (Duflocq). Une dame, atteinte au milieu d'une visite qu'elle fait à sa fille, est obligée de s'aliter sur-le-champ (Grasset).

Syncope. — Elle est heureusement rare ; on la voit cependant parfois se renouveler à deux ou trois reprises le premier jour. Ribail cite un adulte qui, dans la rue, éprouva subitement une sensation de faiblesse extrême des membres inférieurs ; il fit quelques pas en vacillant, puis fut pris de vertige et tomba en syncope ; il reprit connaissance dans la pharmacie où on l'avait transporté ; il ressentit alors un violent mal de tête qui dura quatre jours. Un sapeur-pompier observé par Burlureaux eut, comme phénomène initial, une syncope durant vingt minutes, suivie d'attaque épileptiforme ; il guérit au bout de cinq jours, après avoir eu de grandes oscillations thermiques.

Courbature. — Un jeune homme ressent à la promenade une telle lassitude, une telle courbature qu'on est obligé de le mettre dans un fiacre pour le ramener à son domicile (Ferrand). Nous entendons souvent dire à nos clients qu'ils se sont levés comme d'habitude, ont fait leur toilette et sont sortis, mais que, dans la rue, le brisement subit des membres les a forcés à rentrer en toute hâte.

Lombago. — « La maladie commençait ès reins et ès épaules, et n'estait nul, quand elle prenait, qui ne cuisdât avoir gravelle tant faisait cruelle douleur. »

C'est ainsi que Pasquier décrit les douleurs de l'épidémie de 1403.

Névralgies. — Il faut signaler les douleurs oculaires et temporales, le mal de nuque, les névralgies dentaires, les douleurs irradiées aux membres, le point de côté, les douleurs thoraciques avec sensation de constriction, l'angoisse mortelle, l'angine de poitrine, telle que l'a notée Barthélemy chez une femme nerveuse et athéromateuse qui eut ensuite trois jours de fièvre et dix jours de complète prostration.

Rachialgie. — Elle peut être assez intense pour faire penser à un début de variole.

Vertige. — Il précède et accompagne souvent le mal de tête.

Céphalalgie. — Elle est très importante à connaître. Nous la retrouverons à la période d'état.

Délire. — Une servante âgée de vingt et un ans, bien portante, se met tout d'un coup à déraisonner, se fâche, pousse des cris ; sa température s'élève à 38" ; le soir, elle est moins agitée ; le lendemain, elle a une fièvre vive et des signes de grippe sans désordre intellectuel ; guérison en quatre jours (Kisch). Une fille de quinze ans est prise au milieu de la nuit d'un délire si violent qu'elle réveille toute la maison ; le lendemain, les accidents ont disparu, et le surlendemain la guérison est presque complète (Ferrand).

Convulsions. — Elles ne sont pas très rares chez les enfants. Comby les a observées plusieurs fois. Elles furent suivies de sommeil pendant vingt-quatre heures dans un cas de Kormann. On les voit partielles ou généralisées.

Torpeur. — La somnolence invincible a marqué parfois le début de la grippe, surtout chez les femmes et les enfants. Sevestre l'a notée au début d'une pseudo-méningite grippale. Whipham a vu le sommeil durer trente-six heures chez une femme qu'on avait grand'peine à réveiller pour la faire boire ; une autre malade dormit pendant vingt-quatre heures et ressentit, en se réveillant, des douleurs généralisées.

Coryza. — C'est un des phénomènes habituels.

Épistaxis. — Elle n'est pas rare le premier jour.

Vomissements. — On constate parfois un vomissement unique au début; il arrive aussi que le phénomène se reproduise plusieurs fois dans la première journée.

PÉRIODE D'ÉTAT

Fièvre. — Ce n'est pas sans étonnement que nous lisons dans l'ouvrage de Wunderlich la description d'une fièvre progressivement ascendante, comme celle de la dothiénentérie, avec exacerbations du soir et rémissions du matin. L'étude des épidémies récentes a montré, dans la majorité des cas, *l'ascension brusque* de la température consécutive au frisson initial.

L'ascension rapide a été notée en 1889-90 par Huchard : la température atteignait rapidement 39°, 40° et même 40°,5; au bout de quelques heures, au bout d'un ou deux jours, la fièvre disparaissait sans qu'aucune intervention thérapeutique pût expliquer cette rapide défervescence. Mêmes constatations chez les soldats du Val-de-Grâce qu'a soignés Laveran : ascension rapide du début: 39° et 39°,5, même dans les formes légères; souvent 40°, plusieurs fois 41°, une fois 41°,6.

La fièvre était constante, dit Comby, même dans les cas les plus légers. La température oscillait autour de 39°, mais elle s'élevait parfois beaucoup plus haut. D'après Le Clerc, l'hyperthermie durait vingt-quatre ou quarante-huit heures, la durée moyenne de la période fébrile était de six à huit jours. Jaccoud a insisté sur les *irrégularités* du tracé thermique ; il a vu plusieurs fois le type inverse : ascension matinale, déclin vespéral.

Il a signalé les fréquentes *rémissions* qu'ont notées également Comby, Fiessinger, J. Teissier, etc.

D'après J. Teissier et son élève Menu, le tracé est essentiellement caractérisé par une défervescence suivie d'une reprise ; après deux ou trois jours de fièvre, on constate l'apyrexie durant douze ou vingt-quatre heures, puis une *recrudescence* moins vive et moins durable que le stade fébrile initial.

La recrudescence fébrile est souvent peu accentuée : on voit la température se maintenir aux environs de 38°, pendant cinq à six jours (Netter), à 38°,5 pendant sept, huit et même dix jours (Comby).

La *durée* totale du cycle fébrile varie de vingt-quatre heures à quinze jours, sauf complications. Laveran distingue : les formes *courtes*, qui durent quatre jours ; les formes *moyennes*, qui durent huit jours ; les formes *traînantes*, qui se prolongent de quinze à vingt jours.

La *défervescence* s'effectue le plus souvent en lysis (Wunderlich, Laveran), mais on cite des cas de défervescence brusque après une période fébrile de deux ou trois jours. Comby a noté 41° le soir, avec 150 pulsations, chez une fille de quatorze ans ; le lendemain matin 38°,5 ; au bout de trois jours, apyrexie définitive.

Accélération du pouls. — Elle n'est pas toujours proportionnée, comme on pourrait le croire, à l'élévation de la température. Au moment de l'ascension thermique, on compte souvent 112, 120, 132 pulsations. On a compté chez l'adulte 150 et 160 pulsations (Le Clerc), chez l'enfant 180 (Comby). Le pouls se ralentit après la défervescence et reste lent chez un grand nombre de malades (Barthélemy, Huchard). J'ai vu la tachycardie survivre à la fièvre.

Rougeur uniforme de la peau. — On ne la confondra pas avec les exanthèmes. Barthélemy l'a constatée 19 fois sur 249 cas ; elle coïncidait avec la fièvre et durait vingt-quatre ou quarante-huit heures, précédant la crise sudorale ; elle eut une signification favorable, sauf dans un cas où elle fut suivie de vomissements et de diarrhée.

Sueurs. — Elles peuvent succéder à l'accès fébrile initial et se manifester une seule fois, ou bien se reproduire à plusieurs reprises, spécialement la nuit. Elles figurent seulement dix-neuf fois dans le relevé de Comby. L'importance en a été telle chez sept malades de Marquié (1898) que cet auteur veut admettre une *forme sudorale* de la grippe ; alternant avec le catarrhe bronchique, elles ont persisté pendant plusieurs mois dans les six cas où la guérison a été obtenue : de là un grand affaiblissement, une asthénie durable.

Notons l'érythème sudoral, la miliaire sudorale

(Comby), les sudamina (Barthélemy, Marquié).

Ailleurs je parlerai des sueurs critiques.

Céphalalgie. — Phénomène très fréquent, on peut dire constant ; la céphalalgie est frontale, prédominant parfois d'un côté, au-dessus de l'orbite, susceptible de s'étendre aux tempes, au vertex, à l'occiput. Elle est gravative : sentiment de pesanteur, de tension insupportable. Elle est continue, avec une tendance à l'exacerbation vespérale et nocturne, s'exaspérant sous l'influence des mouvements, des secousses de toux, des efforts. Les malades redoutent le bruit et la vive lumière.

Elle est tenace, peut résister aux médicaments et persister jusqu'à la convalescence.

Névralgies. — Les malades accusent des douleurs oculaires spéciales : pesanteur, sensation de refoulement des globes. La névralgie sus-orbitaire appartient plutôt à la convalescence.

Le point de côté a paru très fréquent en 1889-90 (Féréol). On signale des points douloureux sous-mammaires, claviculaires, scapulaires, cubitaux, etc.. des douleurs dentaires.

Myalgie. — L'endolorissement des masses musculaires est un des phénomènes les plus saisissants. Tous les médecins insistent sur le brisement des membres, la courbature, l'extrême lassitude. Les malades avouent qu'ils meurent de soif et cependant ils n'ont pas assez d'énergie pour prendre le verre d'eau qui est à leur portée (Ferrand). Ils restent étendus, immobiles.

Arthralgie. — Les douleurs articulaires sont

beaucoup moins fréquentes que les musculaires.
Huchard a vu une femme de trente-cinq ans subitement atteinte d'endolorissement des genoux, des coudes et des poignets ; deux jours après, elle eut au niveau des plis articulaires une éruption scarlatiniforme qui disparut en quarante-huit heures. Je parlerai ailleurs du pseudo-rhumatisme grippal.

Prostration. — Très marquée au début, elle ne dure guère plus de trois ou quatre jours dans les formes simples. J'ai parlé de la somnolence, de la torpeur initiales. On distinguera la prostration grippale de la stupeur typhoïdique.

Altération des traits. — La physionomie offre-t-elle quelque chose de spécial ? C'est seulement dans les formes graves et les formes compliquées qu'on est autorisé à employer le mot « face grippée » ; encore se rappellera-t-on qu'il a été souvent détourné de sa destination primitive pour désigner le masque facial de la péritonite. de l'étranglement intestinal, du choléra.

Surcharge de la langue. — « La langue n'est pas sèche, dit Huxham ; elle est recouverte d'un enduit opalin. » Les médecins qui ont parlé du dépôt saburral, de l'enduit blanc ou jaunâtre, de la rougeur des bords, ont méconnu, d'après Faisans (1), les caractères spéciaux de ce qu'il faut dénommer la *langue grippale*. « Cette langue n'est pas altérée dans sa forme ; elle n'est pas large et épaisse comme dans l'embarras gastrique, ni

____

(1) FAISANS, *Soc. des hôp.*, 1893.

petite, contractée et pointue comme dans la
fièvre typhoïde. Peut-être, dans certains cas,
est-elle très légèrement étalée ; le plus souvent
elle conserve sa forme et ses dimensions nor-
males. Elle est toujours humide ou tout au
moins présente l'état d'une langue qu'on vient
d'essuyer avec une compresse. Quand elle a tendance à sécher, c'est qu'une complication phleg-
masique est imminente ou déjà réalisée. Elle
est lisse et unie sans aspérités et sans sillons et
les saillies des papilles n'y sont point apparentes.

« Mais ce qui fait la caractéristique de cette
langue, c'est sa coloration ; c'est une teinte d'un
blanc bleuté, assez analogue à celle de la
porcelaine ; cette teinte rappelle celle de certaines
plaques de leucoplasie buccale ou, mieux encore,
celle des plaques muqueuses bucco-pharyngées ;
en un mot, elle est *opaline*.

« Cette coloration opaline est tantôt uniforme
et tantôt tachetée ; dans le premier cas, l'organe est
comme recouvert sur toute sa surface d'un très
mince émail blanc bleuté transparent qui a par-
tout la même apparence ; dans le second cas, la
partie médiane de la langue et sa base sont uni-
formément opalines, mais ses parties latérales et
son extrémité sont comme tigrées de très petites
taches arrondies, lesquelles présentent la même
coloration opaline, mais plus claire, ou bien une
couleur rouge vif.

« La coloration opaline de la langue ne tient
pas à la présence d'un enduit surajouté ; on peut
exercer sur l'organe les frictions les plus éner-

giques, sans en diminuer ou en modifier la coloration.

« Si la grippe s'accompagne de catarrhe des voies digestives, la langue devient plus large, plus épaisse et se recouvre à la base et jusqu'à la partie moyenne d'un enduit saburral. Mais elle ne cesse pas pour cela d'être caractéristique, car on observe toujours sur ses parties latérales. au voisinage des bords et de la pointe, la teinte opaline uniforme ou tigrée...

« La langue opaline apparaît dans les deux ou trois premiers jours de la grippe. Elle dure autant que la maladie elle-même et elle est souvent le seul signe qui permette de dire que celle-ci n'est pas terminée. Il n'est pas rare de l'observer encore plusieurs jours et même plusieurs semaines après que les malades sont débarrassés de toute souffrance et se croient complètement guéris. Or, tant que la langue n'est pas redevenue normale, l'évolution morbide n'est point achevée et les malades restent sujets à des *recrudescences*, que l'on appelle à tort des *rechutes*.

« La langue grippale se montre absolument rebelle aux purgatifs, aux vomitifs et aux éméto-cathartiques. Quand il y a coïncidence de langue grippale et de langue gastrique, la médication évacuatrice fait disparaître souvent l'enduit saburral, mais ne modifie pas la teinte opaline. » (Faisans.)

Anorexie. Nausées. — Ces phénomènes existent à toutes les périodes de la maladie. Les malades se plaignent de la fadeur commune à tous les aliments qu'on leur propose. Ils réclament des boissons acides pour réveiller leurs fonctions gustatives.

Vomissements. — Stoll a signalé, en 1773 et 1775, la fréquence des vomissements, ainsi que la sensibilité de la région épigastrique et la tension douloureuse des hypocondres. Comby a noté 98 fois sur 218 cas les vomissements bilieux, glaireux ou alimentaires.

Constipation. — Elle manque rarement au début, du moins dans la forme commune.

Coryza. — Il est fréquent, mais non constant. Je le trouve 63 fois seulement dans le relevé de Comby. Au lieu d'apparaître, comme c'est la règle, le premier jour, il peut être retardé. Annoncé par l'enchifrénement, la sternutation, la douleur au niveau des sinus frontaux, le catarrhe nasal est susceptible d'acquérir rapidement une intensité singulière.

Larmoiement. — Le catarrhe conjonctival est en rapport avec le catarrhe nasal; il s'accompagne de rougeur, de tuméfaction des paupières.

Rougeur du pharynx. — Elle s'accompagne d'une sensation d'ardeur pénible au fond de la gorge, parfois d'otalgie; les amygdales peuvent être tuméfiées.

Catarrhe laryngo-trachéo-bronchique. — Succédant rapidement au catarrhe des voies supérieures, il se révèle par la raucité de la voix, l'aphonie, la chaleur laryngée, la douleur rétrosternale; la toux est d'abord sèche et bruyante, puis elle est suivie d'une expectoration mousseuse, aérée, avec des mucosités pelotonnées ou nummulaires. A l'auscultation, simple diminution du murmure vésiculaire, ou bien râles sibilants et ronflants.

Que si le catarrhe envahit les fines ramifications bronchiques, la grippe est dite compliquée.

L'examen des cordes vocales peut montrer des exulcérations (Heryng, Cartaz, Moure). A titre exceptionnel, on a signalé l'œdème de la glotte.

Épistaxis. — Elle a été signalée dans toutes les grandes épidémies de grippe. Comby l'a notée 18 fois sur 218 cas : presque toujours c'était un accident initial et éphémère ; deux fois elle s'est prolongée pendant trois et quatre jours ; une fois elle s'est reproduite à huit jours d'intervalle ; jamais elle n'a causé d'inquiétude sérieuse ; jamais elle n'a nécessité le tamponnement des fosses nasales. Dans un cas de Holz, l'épistaxis a failli causer la mort. Chez un malade de Barthélemy, elle dura toute la nuit. Dans trois cas de Roaldes, l'hémorragie fut alarmante ; une fille de sept ans mourut d'épuisement le septième jour. Leyden a noté, en 1889-90, à Berlin, la fréquence des hémorragies en général et de l'épistaxis en particulier.

Désordres urinaires. — Huxham insistait sur la teinte jaune pâle de l'urine et sur l'absence de sédiments briquetés. On trouve assez souvent des décharges uratiques. L'*albuminurie* ne manquerait presque jamais, dit Le Gendre, à qui je laisse la responsabilité de cette affirmation. Huchard a constaté la diminution des phosphates, dont Fernet a noté, au contraire, l'augmentation. L'*urobilinurie* est constante, d'après Hayem ; elle s'accentue lorsque survient la congestion pulmonaire. L'*hématurie* est rare : avec Le Gendre, qui l'a observée, dans un cas, au début de l'accès d'influenza, il faut admettre la congestion rénale initiale.

Griffith et Ladell ont obtenu une ptomaïne (base toxique et pyrétogène) en alcalinisant l'urine des grippés et en la traitant par l'éther et par une solution tartrique.

Tuméfaction de la rate. — Quelques auteurs affirment qu'ils l'ont constatée souvent. Si elle a été vue par Potain, Kernig, Leyden, Ewald, Chantemesse, Huchard, c'était surtout dans les cas graves ou compliqués et spécialement dans les formes gastro-intestinales. Elle manque chez les sujets atteints de grippe commune.

Leucocytose. — Elle est modérée d'après Friedreich et d'après Kollmann. Maillent dit avoir trouvé un très grand nombre de globules blancs, et ces globules remplis de granulations microbiennes. D'après Rieder, l'influenza non compliquée, même avec 40°, n'élève pas le nombre des globules blancs du sang au delà de 7400 ; s'il y a pneumonie catarrhale, le nombre est porté de 5400 à 13 800 ; s'il y a pneumonie lobaire, on trouve parfois 20 000 leucocytes par millimètre cube.

Exanthèmes. — Signalés par Van Swieten,

observés par Ozanam (1835), par Récamier (1837), ils ont été étudiés dans les récentes épidémies.

Le *rash scarlatiniforme* a été vu quatre fois par Barthélemy; il coïncidait avec une angine, de telle sorte qu'on aurait pu croire à la scarlatine sans l'absence de desquamation linguale et cutanée, d'albuminurie, de propagation à l'entourage des malades; dans un cas, le rash disparut pour revenir le cinquième jour avec une recrudescence fébrile. Chez un garçon de quatorze ans atteint de grippe depuis le matin seulement, A. Petit a vu survenir le soir un rash scarlatiniforme occupant la face, le cou, la poitrine, les avant-bras et les poignets, accompagné de conjonctivite et d'érythème pharyngé; disparition complète le lendemain; le troisième jour apyrexie, pas de desquamation. Un garçon de quinze ans, observé par Faisans, eut, au contraire, une éruption généralisée, qui se montra le quatrième jour et fut suivie de desquamation. Comby a noté l'exanthème scarlatiniforme durant deux jours chez une fillette de cinq ans. Une femme soignée par Duflocq l'eut dès le premier soir; il s'effaça en quarante-huit heures. D'après Leyden, l'érythème scarlatiniforme ne fut pas très rare à Berlin en 1889-1890.

Le *rash morbilliforme* figure huit fois dans le relevé de Barthélemy (219 malades): deux fois (enfants de quatre et sept ans) localisé aux jambes, aux cuisses, aux fesses et aux avant-bras; six fois généralisé, débutant à la face, envahissant ensuite le tronc et les membres. Il accompagnait le catarrhe des muqueuses et aurait fait penser à la rougeole s'il n'avait marqué le début de la période fébrile, s'il avait été plus saillant, plus congestif, plus durable ; pas de desquamation consécutive. Même exanthème dans trois cas sur 415 observations de Le Clerc. Dans un cas de Comby, il fut localisé à la poitrine, au dos, au ventre, et il ne persista qu'un seul jour. A. Renault a vu deux fois l'érythème morbilliforme survenir la veille de la défervescence et persister quatre jours. Je l'ai observé moi-même, en février 1898, chez une jeune fille atteinte d'influenza depuis quatre jours ; il a duré quarante heures environ.

L'*érythème papuleux* (Medvel, Duflocq, Bela, Angyan, Fiessinger) occupe ici — comme dans la fièvre typhoïde, le choléra, la diphtérie, — les poignets, les avant-bras, les coudes, les genoux. Les papules miliaires se sont montrées à Comby, le premier et le deuxième jour, chez une fillette de dix-huit mois. Comby a comparé à la roséole syphilitique l'éruption qu'il a observée le second jour chez un garçon de sept mois et qui fut remplacée par des macules grisâtres ; sur la face et sur les cuisses d'un garçon de dix-sept mois, la fausse roséole apparut le premier jour, mais n'eut qu'une durée éphémère.

J'ai vu (1), chez un homme de vingt ans, l'érythème papuleux, survenant le huitième jour, se localiser au dos des mains, au cou et à la partie

(1) L. Galliard, Érythème papuleux grippal (*Soc. méd. des hôp.*, 25 mars 1898).

inférieure de la face ; la température s'éleva ce jour-là à 39°,7.

Il faut signaler comme exceptionnels les exanthèmes pityriasiforme et vésiculeux (Barthélemy), l'urticaire (Comby), le rash purpurique (Locke, Moritz), le purpura (Barthélemy).

Laveran a vu dans un cas la desquamation des mains sans éruption antécédente.

PÉRIODE DE DÉCLIN

Le déclin est généralement lent et progressif. Il peut être annoncé par un phénomène critique :

Épistaxis.

Sueurs profuses. Les crises sudorales marquant la décroissance de la maladie ne seront pas confondues avec celles qu'a décrites Marquié.

Diarrhée critique.

Herpès. Occupant les lèvres, les narines, les diverses régions de la face, il est fréquent même sans pneumonie. Il a une signification favorable en général.

CONVALESCENCE

A quel moment faut-il marquer le début de la convalescence? Est-ce immédiatement après la défervescence? Est-ce le jour où disparaissent la céphalalgie et la courbature ? Est-ce le jour où cesse le catarrhe des voies respiratoires? Est-ce le jour où la langue se nettoie?

S'il suffisait de regarder le tracé thermique, le problème serait simple. Mais on sait qu'à la fièvre survivent souvent les douleurs de tête, les algies, les troubles digestifs, le catarrhe bronchique.

Il faut donc attendre la décroissance harmonisante de tous ces désordres fonctionnels pour saluer la convalescence.

L'*asthénie post-grippale* (Potain), l'*hyposthénie nerveuse* des convalescents (Ferrand), voilà ce qui attirera l'attention des médecins. La grippe, dit Huchard, entraîne après elle un état remarquable de dépression physique, intellectuelle et morale. Des hommes robustes, qui paraissent complètement guéris, ont l'horreur du mouvement (Ferrand). Indifférence absolue, paresse des facultés intellectuelles, de la mémoire, de l'attention et surtout de la volonté (Séglas).

Chose curieuse, il suffit de grippes légères pour provoquer une débilité profonde et durable.

L'asthénie *vaso-motrice* se traduit par les sueurs abondantes, intermittentes, non périodiques ; l'asthénie *gastrique* par l'anorexie invincible malgré l'état normal de la langue (Huchard) ; l'asthénie *intestinale* par la constipation parfois assez difficile à vaincre pour simuler l'obstruction mécanique de l'intestin (Ferrand). Parmi les asthénies viscérales, la plus saisissante est la *cardiaque* : faiblesse des contractions du cœur, ralentissement du pouls (Huchard, Barthélemy), ou bien accélération du pouls qui est dépressible et instable (Huchard), arythmie (Whipham, Gaucher, Huchard, Bidon) persistant pendant plus d'un mois (Barthélemy). La syncope est à

craindre : elle s'est produite le vingt-troisième
jour chez un malade de Barthélemy dont le pouls
avait varié de 44 à 50.

La *névralgie sus-orbitaire* est si fréquente
qu'elle mérite d'être classée parmi les symptômes
du déclin et de la convalescence. Habituellement
unilatérale, elle est intermittente, reparaît tous
les jours à heure fixe lorsqu'on ne s'efforce pas
de la combattre à l'aide des sels de quinine.
Un malade de Barthélemy en souffrit pendant
trois semaines, tous les jours à midi. Même
durée dans un cas de Séglas. La névralgie du
trijumeau rappelait le tic douloureux chez un
malade de Gaucher.

Plus rares sont les autres névralgies : scia-
tique (Leyden), intercostale, diaphragmatique,
crurale, cervico-occipitale (Bidon), cranienne
(Thorne), etc.

Joffroy a observé dans six cas la névralgie
scapulo-humérale avec atrophie musculaire
(deltoïde, sus-épineux, sous-épineux, grand
pectoral).

La *durée* de la convalescence peut être fort
longue : Huchard parle de trois mois dans certains cas.

Comme l'anorexie persiste, on comprend que
la dénutrition et l'amaigrissement s'accentuent,
que les phosphates de l'urine diminuent. La
perte de poids a été de vingt-quatre livres et de
trente-quatre livres dans deux cas de Huchard.

IV. — LES MODALITÉS CLINIQUES

On dit et on répète que la grippe est un protée, qu'elle s'offre à nous sous des aspects très variés, qu'elle est capricieuse, polymorphe, insaisissable.

Comment se fait-il donc qu'elle ait traversé les siècles sans perdre sa physionomie primitive et qu'en 1898 nous la retrouvions telle qu'on la décrivait au xive siècle?

En réalité, j'estime qu'on a fort exagéré le polymorphisme de la grippe. Si nous opposons, dans chaque épidémie, le petit nombre des cas anormaux ou compliqués au nombre incalculable des cas simples, nous arrivons à cette conclusion que presque toujours la grippe demeure semblable à soi-même.

Elle a sa personnalité, ses traits caractéristiques.

Désireux de reproduire son image, choisirons-nous spécialement l'instant où sa face se montrera grimaçante?

Ce sont les grimaces de la grippe que représentent les auteurs lorsqu'ils nous soumettent uniquement les trois formes : thoracique, gastro-intestinale, nerveuse.

Donnez-moi d'abord une physionomie dont la sérénité soit sans reproche. Donnez-moi une grippe régulière.

Les irrégularités viendront ensuite :

Grippe atténuée ou *grippe maligne*, d'après les

caprices du génie épidémique, ou, pour employer
le langage moderne, d'après les variations de la
virulence de l'influenza-bacille.

Grippe défigurée, pervertie par la prédomi-
nance, non pas d'un symptôme, mais d'un syndrome (formes nerveuses, gastro-intestinales,
thoraciques): rôle des diathèses, de la prédisposition morbide, du terrain pathologique.

Grippe accompagnée ou *compliquée* : intervention des microbes associés; accidents conco-
mitants et secondaires.

J'insiste sur l'importance du *terrain pathologique*. « La fièvre catarrhale, disait Stoll, toujours identique au fond, affecte d'ordinaire plus
particulièrement tel ou tel organe, suivant que
cette fièvre le trouve disposé à la recevoir. » La
grippe recherche, en effet, le point faible, le
locus minoris resistentiæ de l'organisme, et c'est
sur lui qu'elle porte ses coups : là est l'explication
de certains symptômes, de certaines déterminations du virus grippal, de certaines complications surajoutées; là est le secret de certaines
modalités cliniques.

Quant à la valeur pathogénique des associa-
tions microbiennes, on comprend qu'elle ne
puisse être précisée avant le jour où les réactions
pathologiques du bacille de Pfeiffer nous seront
parfaitement connues. Saurons-nous jamais différencier rigoureusement les *déterminations* de l'infection grippale et les *complications* pneumococ-
ciques, streptococciques, staphylococciques?

A l'heure actuelle, le mariage des microbes est prouvé. Nous n'avons pas encore le droit de prononcer le divorce.

FORME COMMUNE

C'est celle dont j'ai décrit les symptômes.

Au premier plan, fièvre, désordres nerveux, troubles gastro-intestinaux.

Au second plan, catarrhe des voies respiratoires.

Si la grippe *sans catarrhe* n'est pas exceptionnelle, la grippe *apyrétique* est relativement rare.

Durée moyenne : un septénaire.

Il y a des grippes *abortives*. La maladie débute par des phénomènes légers ou par des symptômes graves ($44°$, prostration, etc.) et, dès le second jour, tout rentre dans l'ordre. La guérison est obtenue au bout d'une période qui varie de vingt-quatre heures à quatre jours. La grippe abortive existerait, d'après quelques observateurs, dans 25 p. 100 des cas.

Il y a des grippes *prolongées*, durant quinze jours, trois semaines, sans aggravation, sans complication.

On doit prévoir des *recrudescences* et des *rechutes*.

La grippe commune ne tue pas.

Une maladie qui, frappant la moitié ou même les deux tiers de la population d'une grande ville, ne cause que quelques milliers de décès, n'est pas une maladie grave. Mais elle est susceptible d'ouvrir la porte aux infections exogènes ou d'exalter la virulence des microbes qui sommeillent dans l'organisme ; elle est susceptible de se compliquer ou d'aggraver tel état pathologique antécédent.

La convalescence est souvent traînante.

FORMES NERVEUSES

Pour les caractériser, il ne suffit pas de l'exagération d'un symptôme banal, tel que céphalalgie, névralgie, etc. : il faut un *syndrome*.

Deux cas à considérer :

1° L'infection semble atteindre aussi bien le bulbe et le cerveau que la moelle et les nerfs périphériques.

Voici, par exemple, un malade de Barthélemy dont la grippe avait débuté par plusieurs syncopes ; il eut, après quelques jours de fièvre avec délire, excitation, rachialgie, douleurs fulgurantes dans les jambes, vertiges, une névralgie intercostale gauche des plus pénibles sans fièvre, sans pleurite, sans bronchite, et ensuite une douleur frontale semblant siéger dans le sinus gauche et qui fit son désespoir, car elle dura du 19 décembre 1889 au 7 janvier 1890.

Même généralisation dans la forme bénigne de la *méningo-encéphalopathie grippale*, d'après Trouillet et Esprit : un malade entre à l'hôpital avec une céphalalgie violente et de la rachialgie ; hébétude, vive agitation, vomissements ; 38°,5 à 40°. Les symptômes nerveux durent trois ou quatre jours sans aucune trêve, puis surviennent les parésies d'un ou plusieurs membres, les névralgies, la tachycardie, la rétention d'urine ; l'albuminurie est constante.

2° Plus souvent l'infection se localise. Il faut en analyser les manifestations.

Grippe cérébrale. — *Délire*. — Le délire peut se présenter à toutes les périodes de la grippe et revêtir les aspects les plus variés.

Un malade pousse des cris de terreur en voyant entrer le médecin ; un jeune homme, se disposant à sortir en chemise de sa demeure, n'est maintenu qu'à grand'peine ; une fille de dix ans parle de ses funérailles avec tous les détails imaginables pendant toute la journée (Grasset). On signale la stupeur mélancolique (Séglas), la mélancolie passagère (Brochin), le délire de persécution durant pendant toute la maladie (Le Clerc), les hallucinations et la manie aiguë (Savage).

Voici un bel exemple de *délire avec agitation maniaque*, dû à Joffroy :

Un homme de trente-quatre ans, très nerveux, est atteint au mois d'octobre 1889 d'une fièvre vive avec céphalalgie intense, mal de gorge et légère éruption scarlatiniforme. On pense d'abord à la scarlatine, mais il n'y a pas d'albuminurie, l'angine est peu intense, la desquamation se borne à une exfoliation furfuracée. On songe ensuite à la fièvre typhoïde et enfin à une méningite. Joffroy constate un délire intense avec agitation maniaque. Le malade a perdu complètement la mémoire ; il ne reconnaît personne ;

il ignore s'il fait jour ou nuit. Par moments, il est plongé dans un mutisme absolu ; souvent il chante, parle de son métier et cherche à se lever pour travailler. Jamais de fureur, mais des terreurs.

Ces désordres durent deux semaines, aussi accusés la nuit que le jour, et pendant ce temps la température atteint ou dépasse 40°, malgré l'usage de doses élevées de sulfate de quinine et d'antipyrine. Le délire disparaît en même temps que la fièvre vers le dix-huitième jour de la maladie. La mémoire revient rapidement et, avec elle, l'intelligence. Trois semaines plus tard le malade retourne à son travail sans conserver le moindre vestige des désordres mentaux.

Pseudo-méningite. — Elle existe surtout chez les enfants.

En 1889-90, Gaucher a vu les accidents d'apparence méningitique (céphalalgie, cris, vomissements, irrégularité et ralentissement du pouls) durer seulement vingt-quatre heures chez une fillette de six ans. Sevestre relate deux cas intéressants. Le premier se rapporte à une fille de huit ans : céphalalgie violente, crises nerveuses, sommeil agité, cris, grincements de dents, convulsions, pas de vomissements, 39° à 39°,6, durant six jours ; guérison. Le second fait est celui d'une fille de neuf ans chez qui la grippe débute le 15 décembre par l'apathie et la somnolence ; du quatrième au septième jour, cris, refus de nourriture, mal de tête, constipation ; le septième jour, fièvre intense, vomissements ; le huitième jour. 39°,8 et 41°,4 ; le neuvième jour, 40°,4 et 39°,4, cris, coma ; le dixième jour, 41°,2 et 38°,6 ; le douzième jour, début de la convalescence.

Mêmes phénomènes, auxquels s'ajoutent la tachycardie et l'arythmie sans élévation thermique au-dessus de 40°, chez un garçon de six ans et demi qui entra en convalescence le cinquième jour, sous les yeux de Bidon.

Lévêque a réuni 16 observations (plusieurs avec convulsions et coma) terminées par la guérison.

Deux cas observés par Cornil chez des femmes, en 1895, se distinguent de ceux-là ; il y eut bien au début la céphalalgie intense avec les accidents méningitiques, mais ensuite on nota l'hémiparésie et la paralysie faciale qui faisaient penser à une encéphalite ou à une hémorragie cérébrale ; l'une des malades fut convalescente au bout de cinq jours, l'autre au bout de trois semaines.

Dans les formes moyenne et grave (*curables*) de la méningo-encéphalopathie que décrivent Trouillet et Esprit, on note les crises épileptiformes, les spasmes, les contractures, la raideur de la nuque, le ventre en bateau, la raie méningitique ; à la seconde période, l'aphasie, la paraplégie, l'hémiplégie, la paralysie de certains groupes musculaires.

Méningo-encéphalite. — Ici les lésions sont vérifiées à l'autopsie.

L'*apoplexie* avait été signalée par Récamier, Gintrac, Cazenave de la Roche. Barthélemy l'a observée chez un cocher âgé de quarante-cinq

ans qui, atteint depuis deux jours, n'avait pas
suspendu son travail. Virchow attribue à l'influenza l'hémorragie corticale et l'encéphalite
aiguë d'un homme de vingt ans ; il y avait en
même temps néphrite hémorragique et abcès
du rein. Fürbringer a vu mourir en vingt-quatre
heures une fille de dix-sept ans, grippée depuis
huit jours, portant des foyers hémorragiques
centraux ; broncho-pneumonie, entérite hémorragique.

Cornil a constaté, chez une femme de quarante
ans qui avait eu de la somnolence suivie de coma
et qui avait présenté une hémiplégie droite avec
paralysie du facial supérieur, deux petits foyers
hémorragiques de l'hémisphère *droit* ; la pie-
mère était épaissie, infiltrée par un liquide abon-
dant jaune opaque ne contenant pas de bacilles.

Une jeune fille autopsiée par Weichselbaum (1)
présentait, avec la broncho-pneumonie et l'entérite pneumococcique, une hydrocéphalie dont la
nature n'a pas été déterminée au point de vue
bactériologique.

Trouillet et Esprit ont pratiqué 11 autopsies.
Dans les cas où la marche avait été foudroyante,
ils voyaient seulement la congestion des méninges
et du cerveau ; ailleurs un exsudat, concret à la
convexité, gélatineux et tremblotant à la base,
parfois puriforme, ou bien organisé et résistant,
offrant l'aspect d'un semis granuleux ; dans les
cas lents, la substance cérébrale était diffluente et

(1) J'ai cité ce cas dans ma description de la pneumococcie intestinale (*Traité de médecine*, de Brouardel et Gilbert, IV, p. 565).

présentait quelques abcès. Les lésions méningées prédominaient à la convexité, sur les côtés, sur le cervelet et le bulbe.

Dans tous les liquides de l'organisme et dans tous les organes, y compris le bulbe et le cerveau, Trouillet et Esprit ont vu le bacille de Teissier, Roux et Pittion.

C'est le bacille de Pfeiffer que Pfuhl et Walter ont trouvé deux fois dans le système nerveux central chez des soldats qui avaient présenté les signes de la méningite cérébro-spinale.

Grippe bulbaire. — Sectionnez chez un animal les nerfs pneumo-gastriques, vous verrez le cœur s'accélérer et les poumons se congestionner. Excitez, au contraire, les mêmes nerfs, vous obtiendrez le ralentissement du cœur. Dans les deux cas, vous verrez les troubles gastriques s'ajouter aux désordres cardio-pulmonaires.

Certains malades se comportent, ainsi que l'a dit Huchard, comme s'ils avaient subi la section des nerfs pneumo-gastriques. Chez d'autres, les manifestations cliniques se rapportent plutôt à l'hyperkinésie des mêmes nerfs ou bien elles cessent d'être superposables aux expériences des physiologistes.

Syndrome vago-paralytique. — A la *tachycardie* doit être réservée la première place. Déjà Henisch (1580) avait signalé le pouls « accéléré, inégal ». Dupau (1788) le pouls « petit, bas, enfoncé », Léveillé (1802) le pouls « mou, fréquent, fuyant sous le doigt ». Huchard a insisté

sur l'hypotension artérielle, l'accélération et la
petitesse du pouls : il a vu chez une femme de
cinquante et un ans, emportée en deux jours, le
nombre des pulsations atteindre 150 et même 300 !

J. Teissier a observé une femme de cinquante-
deux ans qui, portant un anévrysme de l'aorte
et de gros ganglions péri-trachéo-bronchiques,
fut emportée en vingt jours par une grippe
apyrétique ; le pouls varia pendant quelques
jours de 130 à 172.

La *congestion pulmonaire* vago-paralytique se
traduit par la dyspnée, la submatité, l'augmentation des vibrations vocales, l'atténuation du
murmure vésiculaire, les râles crépitants fins,
la résonance exagérée de la voix, parfois le
souffle. Elle se limite à un seul lobe ou peut
envahir le poumon tout entier. Susceptible de
disparaître en quelques jours, elle peut aussi
causer la mort ; ou bien elle fait place à la pneumonie vraie (Ferrand, Huchard). Villard, Lemoine
admettent la splénisation. La femme observée par
J. Teissier avait aux deux bases de larges zones
d'engouement avec des foyers d'atélectasie.

Syndrome vago-hyperkinétique. — Ici le *ralentissement du pouls* coïncidait avec les désordres
pulmonaires. Voici ce qu'écrivait Landau,
en 1837, dans l'étude consacrée à la pneumonie
grippale : « Au lieu de la coloration si animée
de la face qui existe dans la pneumonie franche-
ment inflammatoire, on trouvait chez presque
tous les malades la figure pâle, exsangue, les
lèvres bleues, la peau des extrémités refroidie.

tous les symptômes enfin d'une véritable asphyxie. Je pourrais citer comme exemple un malade âgé de vingt ans qui présentait tous les symptômes d'une pneumonie double. Le souffle et la matité s'élevaient à plus des deux tiers des deux poumons et cependant il n'y avait pas la moindre réaction. Le malade ne paraissait pas éprouver la moindre gène dans la respiration ; le pouls variait de 60 à 68 pulsations... Hormis les symptômes locaux, il n'y a rien ici qui ressemble à la pneumonie. »

Le Clerc a vu le pouls descendre à 48, Barthélemy à 44 ; dans un des cas de cet auteur, le ralentissement du pouls s'étant manifesté jusqu'au vingt-troisième jour, le sujet eut une courte syncope.

Arythmie. — Elle se produit aussi bien avec la tachycardie qu'avec le pouls lent. Huchard a noté chez un homme de soixante ans, atteint de congestion œdémateuse du poumon droit, l'arythmie continue ou paroxystique ; pendant un accès, le collapsus cardiaque semblait devoir causer la mort, lorsqu'au bout d'une heure, sous l'influence des injections de caféine et d'éther, le pouls redevint fort et régulier. L'arythmie est fréquente chez les convalescents (Gaucher, Barthélemy, Bidon, Whipham, Le Clerc).

Angine de poitrine. — On note l'angoisse précordiale, ou bien la douleur rétrosternale comparable à l'angine de poitrine (Bertholle, Malcorps, Le Clerc, Huchard). Mariott a signalé cette douleur, au huitième jour, chez un paysan

âgé de quarante ans. En général, la douleur ne
s'irradie pas dans le bras gauche, mais la sensation d'arrêt vital existe, et la syncope est à
redouter (Bidon). Dufloeq a vu guérir un homme
de trente ans qui eut une fausse angine de
poitrine à partir du second jour de la grippe,
sans désordre cardiaque ; le phénomène persista
six jours. Un malade de Peter succomba en plein
accès d'angine de poitrine.

Dyspnée.—Lorsqu'on constate, comme le faisait
Graves, la dyspnée sans catarrhe, il faut bien
admettre une perturbation nerveuse. En réalité, la
dyspnée est souvent hors de proportion avec les
symptômes stéthoscopiques. On note des crises
dyspnéiques irrégulières ou régulièrement intermittentes. Il faudra les distinguer de celles que
cause l'urémie.

Respiration de Cheyne-Stokes. — Elle peut
s'observer en dehors de toute complication rénale
ou autre (Huchard). Elle coïncide tantôt avec
l'accélération, tantôt avec le ralentissement du
pouls.

Un négociant âgé de cinquante-cinq ans, atteint
de maladie de Parkinson, présenta dès le second
jour de la grippe un foyer d'hépatisation à la base
gauche : P.80 ; T.38°,5. Les mouvements respiratoires, d'abord énergiques et rapides, devenaient
bientôt plus faibles et plus lents, s'arrêtaient quelques secondes, reprenaient ensuite en augmentant
de rapidité jusqu'à un summum bientôt suivi de
ralentissement, et ainsi de suite ; pas d'albuminurie. Amélioration rapide en cinq jours. Mais

la guérison ne fut obtenue qu'après cinq attaques subintrantes de splénisation de la base gauche (Bidon).

Syncope. — Je l'ai classée parmi les phénomènes initiaux de la grippe. On comprend qu'elle soit fréquente dans la forme bulbaire. Huchard a vu survenir la syncope mortelle chez un homme qui n'avait présenté aucun trouble cardiaque prémonitoire. Un malade de Potain, atteint de grippe gastro-intestinale, eut de la tachycardie avec pouls filiforme et fut emporté par une syncope.

Collapsus cardiaque. — Il ne doit pas être confondu avec la syncope.

Une jeune fille, soignée par Peter pour une pleurésie diaphragmatique d'origine grippale, se lève; au bout d'une demi-heure, symptômes de collapsus cardiaque, douleur atroce à la nuque, 52 pulsations; les injections d'éther sauvent la malade.

Il faut redouter ce grave accident lorsqu'on constate les lipothymies, l'irrégularité, la lenteur et l'instabilité du pouls. « Plusieurs fois, écrit Bidon, il m'est arrivé de trouver à ma visite des sujets atteints de grippe pulmonaire qui semblaient entrer en convalescence : les signes stéthoscopiques avaient bien diminué, la fièvre était tombée, mais le pouls restait irrégulier, ralenti d'ordinaire, parfois intermittent, toujours très dépressible. Il y avait un peu de dyspnée, encore quelques vertiges et un peu d'ahurissement. La journée se passait bien, puis vers le soir ou dans la nuit, à l'occasion d'un mouvement quelconque, ils étaient pris de faiblesse et succombaient très rapidement par collapsus cardiaque, sans qu'on trouvât à l'autopsie autre chose que de la congestion pulmonaire modérée. »

Grippe médullaire. — C'est aux déterminations médullaires qu'on attribue la rachialgie, l'affaiblissement des membres inférieurs, la paraplégie passagère ou durable.

Je parlerai de la méningite spinale et de la myélite au chapitre des *Complications*.

FORMES GASTRO-INTESTINALES

Pour en fournir la notion exacte, il suffit de dire que la grippe est susceptible de simuler l'intoxication stibiée, la dysenterie, le choléra et surtout la fièvre typhoïde.

Les malades, dès le début, souffrent de coliques, de diarrhée bilieuse, de vomissements, et cela pendant cinq ou six jours : alors la convalescence s'installe, ou l'apparition secondaire des désordres thoraciques est marquée par une recrudescence fébrile (Lapie). Ou bien les troubles gastro-intestinaux succèdent aux thoraciques (Moissenet).

Gastro-entérite. — Tantôt la *gastrite* semble prédominante (embarras gastrique fébrile, embarras gastrique infectieux). La langue reste épaisse pendant plusieurs jours ou même plusieurs semaines ; les vomissements sont réitérés. Comby a vu une fillette de quatre ans vomir pendant huit jours chaque fois qu'on tentait de lui faire ingérer des aliments ; un nourrisson rejetait après chaque tetée des caillots de lait, et cela pendant sept jours. Une dame âgée, soignée par Barthélemy, eut des vomissements pendant vingt-deux jours.

J'ai observé, pendant l'épidémie de janvier 1898, une fille de vingt ans qui, ayant présenté pendant trois jours des symptômes de grippe commune (sans catarrhe des voies respiratoires), eut une intolérance gastrique absolue qui dura neuf jours sans réaction fébrile. Dans un autre cas, il s'est agi d'une fillette de six ans chez qui l'embarras gastrique s'accompagna pendant six jours d'oscillations thermiques de 37°,8 à 39°,4. La période d'accidents gastriques avait été séparée de la période initiale de grippe commune par vingt-quatre heures d'apyrexie ; au début, un point de côté assez douloureux.

Tantôt on voit prédominer les signes d'*entérite* fébrile (Féréol) ou apyrétique : diarrhée verte, diarrhée fétide durant huit jours (Comby), diarrhée persistant vingt-trois jours (Duflocq).

Entérite dysentériforme. — Elle est rare. Fürbringer l'a constatée chez la fille de dix-sept ans enlevée par l'encéphalite hémorragique dont j'ai parlé. Comby a signalé le melæna chez une fillette de trois ans. Brochin admet la diarrhée sanguinolente, Le Gendre la rectite dysentériforme. Jürgens a constaté, à l'autopsie d'un jeune homme, une gastro-entérite ulcéreuse hémorragique.

Entérite cholériforme. — Elle a été vue par

quelques observateurs. Deux malades de Potain offrirent d'abord des signes de grippe thoracique, puis une diarrhée profuse avec crampes, refroidissement des extrémités, tétanie ; ils guérirent. Duflocq a soigné un homme de quarante ans qui, après deux jours de courbature et de fièvre, eut dans une journée quinze évacuations gastriques et intestinales ; le quatrième jour, mêmes phénomènes, 40°,4, aspect cholériforme ; le cinquième jour, atténuation de tous les accidents ; recrudescence le huitième jour (fièvre et diarrhée ; le douzième jour, diarrhée, fièvre légère ; convalescence trainante terminée par la guérison. Holz a vu survenir l'entérite cholériforme, le second jour, chez des fillettes de trois ans et demi et de six ans, qui eurent des convulsions suivies de perte de connaissance pendant vingt-quatre heures : elles guérirent.

Grippe à forme typhoïde. — Elle a été admise par un grand nombre de médecins autorisés.

Le diagnostic semblait bien établi dans les cas de Moutard-Martin et d'Hérard, par exemple, où les symptômes typhoïdiques avaient duré huit jours pour céder ensuite la place au catarrhe oculo-nasal et à la bronchite. Rare en 1889-90, cette forme avait été fréquente en 1837, d'après Pétrequin, Gintrac, Lombard. Martin.

« Les premières manifestations de l'épidémie de 1891-92, écrit G. Lemoine (de Lille), revêtirent pendant environ quinze jours, dans mon service de la Charité, exclusivement le type abdominal ou plutôt typhique. La similitude des symptômes

observés avec ceux de la dothiénentérie fut même
telle que, n'ayant pas connaissance de l'invasion
de la grippe à Lille, je songeai tout d'abord à la
fièvre typhoïde et ne pus rectifier mon diagnostic
que quelques jours plus tard...

« Le début est brusque : petits frissons répétés,
malaise, abattement, céphalalgie, douleurs musculaires. Des épistaxis, des vertiges, des vomissements peuvent succéder à ces symptômes. La
constipation est la règle. En trois ou quatre jours
l'état s'aggrave ; les malades ont de l'insomnie, du
délire, de la surdité et prennent l'aspect typhique ;
parfois survient un demi-coma avec hallucinations, carphologie et soubresauts des tendons.

« La constipation du début est souvent remplacée dès le second ou le troisième jour par de
la diarrhée. Le ventre est ballonné et douloureux
à la pression... Les *taches rosées* ne sont pas rares ;
je les ai rencontrées à plusieurs reprises... La
rate est hypertrophiée et douloureuse : le foie
peut être passagèrement congestionné ; l'urine
est presque toujours albumineuse...

« On observe, dans la plupart des cas, de l'angine, de la laryngite, de la bronchite. Celle-ci
s'accompagne souvent d'un signe stéthoscopique
important : l'obscurité respiratoire, qui peut persister longtemps après la fin de la maladie.

« La grippe à forme typhoïde ne présente pas de
courbe thermique spéciale : c'est celle des autres
formes de grippe...

« La période d'état dure de quatre à huit jours.
La convalescence est toujours traînante. L'asthé-

nie post-grippale est particulièrement marquée dans cette forme... »

J. Teissier, Delezenne, Pelon disent avoir rencontré plusieurs fois, eux aussi, les taches rosées lenticulaires, nombreuses et nettes. Cette affirmation n'est-elle pas de nature à aiguiser notre scepticisme ?

C'est spécialement sur l'irrégularité du tracé thermique et sur la brièveté de la période d'état que les auteurs font reposer le diagnostic. Avant d'exclure la *fièvre typhoïde abortive*, il faudra recourir à un procédé d'investigation que Lemoine et J. Teissier ne possédaient pas à l'époque où ils ont observé la grippe typhoïdique : je veux parler du séro-diagnostic de Widal.

FORMES THORACIQUES

Fréquentes, souvent graves, souvent compliquées, telles sont les formes thoraciques de la grippe.

J'ai dit : *si la grippe tue, c'est qu'elle frappe au thorax*.

Le poumon est le grand champ de bataille du bacille de Pfeiffer et des microbes qui l'accompagnent : pneumocoques, streptocoques, etc.

Bronchite aiguë. — Malgré l'autorité souvent invoquée de Copland, je considère l'inflammation des gros canaux bronchiques comme l'apanage de la grippe commune. Pour caractériser la modalité la plus simple de la grippe thoracique, il faut que le catarrhe envahisse les petites bronches ; il faut que, sur quelques points au moins, il y ait bronchite *capillaire*.

Assurément, chez les sujets préalablement indemnes, cette variété n'est pas fréquente : sur 42 cas de grippe à forme thoracique observés en 1889-90, Jaccoud n'a vu qu'une fois la bronchite

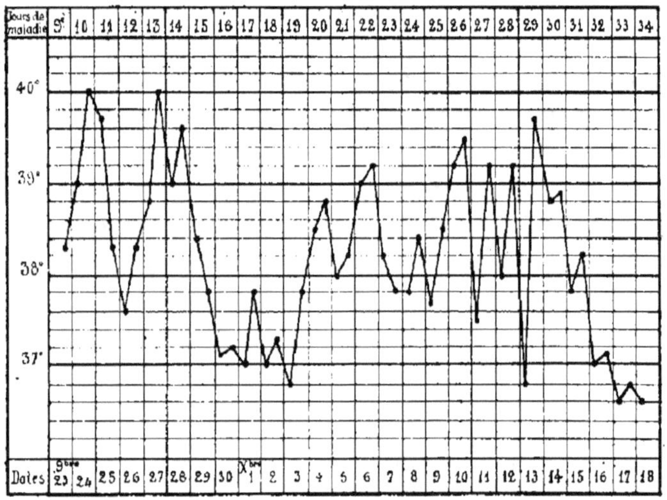

Fig. 3 — Bronchite grippale chez une femme âgée de vingt-quatre ans. Guérison (L. Galliard).

capillaire sans noyaux d'hépatisation ; dans ce cas. les sécrétions bronchiques fournirent à l'autopsie le pneumocoque associé au pneumobacille de Friedländer.

Netter a constaté les pneumocoques dans les crachats purulents des vieillards retraités de Chardon-Lagache, observés par Comby en 1891.

La bronchite est grave chez les jeunes enfants, les vieillards, les emphysémateux, les cardiaques, les brightiques, les tuberculeux, car elle se complique de *bronchoplégie*.

Sa durée, dans les cas favorables, est de deux septénaires au minimum. J'ai observé, à l'hôpital Saint-Antoine, en 1897, une femme de vingt-quatre ans chez qui la bronchite aiguë se prolongea pendant trente-deux jours environ.

A l'auscultation pas de souffle broncho-pneumonique, mais localisation persistante des râles aux sommets, de telle sorte qu'on dût redouter la tuberculose secondaire ; guérison complète. Le tracé thermique de la figure 3 montre les phases de la maladie.

Broncho-pneumonie. — On la décrit d'habitude en même temps que la pneumonie grippale ; il faut cependant s'efforcer de distinguer l'une et l'autre.

« Dans la broncho-pneumonie, dit Netter, la température présente des oscillations plus grandes. Le début est moins brutal. Les signes stéthoscopiques indiquent des lésions moins massives, et permettent de reconnaître les signes de la bronchite en même temps que les foyers d'induration. Les lésions sont moins fixes et l'on constate ces déplacements qui caractérisent la pneumonie dite migratrice. L'asphyxie est plus marquée. Au lieu de crachats rouillés ou sucre d'orge, il y a une expectoration aérée, simplement striée de sang, quelquefois purulente. »

La maladie avait débuté le dixième jour chez une femme observée par moi à l'hôpital

Tenon en mars 1895 et dont voici le tracé thermique (fig. 4).

En 1897, H. Meunier a publié dix observations de broncho-pneumonie par bacille de Pfeiffer, recueillies à l'hospice des Enfants-Assistés de Paris. L'âge des sujets variait de quinze mois à trois ans ;

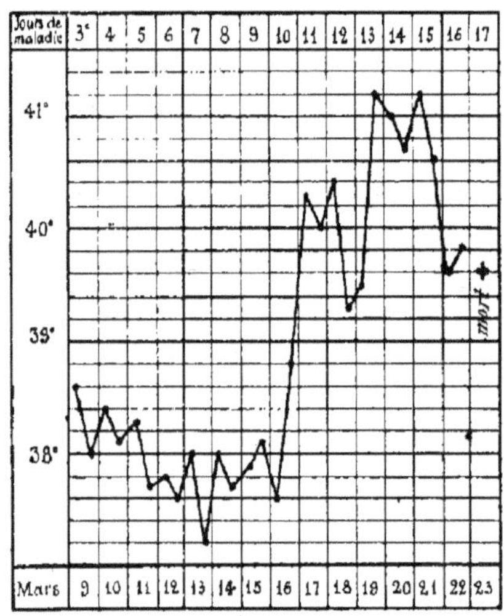

Fig. 4. — Broncho-pneumonie grippale chez une femme âgée de quarante-quatre ans, morte le dix-septième jour (L.Galliard).

un seul a survécu. La ponction du poumon pratiquée sur 8 malades a fourni le bacille de Pfeiffer, soit isolé, soit associé à un saprophyte ou au pneumocoque ; le bacille a été trouvé 4 fois dans le sang. Comment distinguer, d'après les symptômes, cette broncho-pneumonie *pfeiffé-rienne*? Meunier ne trouve rien de caractéristique : l'irrégularité de l'évolution, la prédisposition aux rechutes, la prédisposition aux infections secondaires, tout cela est banal dans l'histoire des broncho-pneumonies.

Au point de vue anatomique, Leichtenstern et Finkler insistent sur l'infiltration du tissu inter-alvéolaire. D'après Weichselbaum, Beck, Pfeiffer, les bronchioles et les alvéoles sont remplis de cellules embryonnaires ; ces cellules se répandent aussi dans les cloisons. Dans les cas avancés, les cloisons s'épaississent, les leucocytes des alvéoles sont remplacés par un exsudat fibrineux avec des cellules desquamées. Cette pneumonie cellulaire (Finkler) serait l'œuvre de l'influenza-bacillus sans pneumocoques et sans strepto-coques (Pfeiffer).

Dans les crachats, le bacille de Pfeiffer peut être associé au streptocoque, au staphylocoque doré (Pielicke), au pneumocoque (Chiari, Pribram). Le pneumocoque existe aussi bien, d'après Ménétrier, dans les crachats de la broncho-pneumonie que dans ceux de la pneumonie grip-pale. Weichselbaum a constaté ce microbe dans le suc des foyers broncho-pneumoniques chez un homme de quarante-six ans emporté par la grippe thoracique.

Pneumonie. — Si nous sommes autorisés à admettre une broncho-pneumonie pfeiffférienne, il faut reconnaître qu'en ce qui concerne la pneu-monie lobaire la question est beaucoup moins avancée. Jusqu'à nouvel ordre nous répéterons ce que disaient Ménétrier en 1886 et Bouchard en 1890 : cette pneumonie n'a rien de spécifique.

On a affirmé que les crachats de la pneumonie grippale ne contenaient pas de pneumocoques (Duponchel, Du Cazal, A. Frænkel), mais c'était pour signaler l'apparition isolée du streptocoque (Du Cazal, Laveran, Vaillard et Vincent), et d'ailleurs la présence du pneumocoque a paru

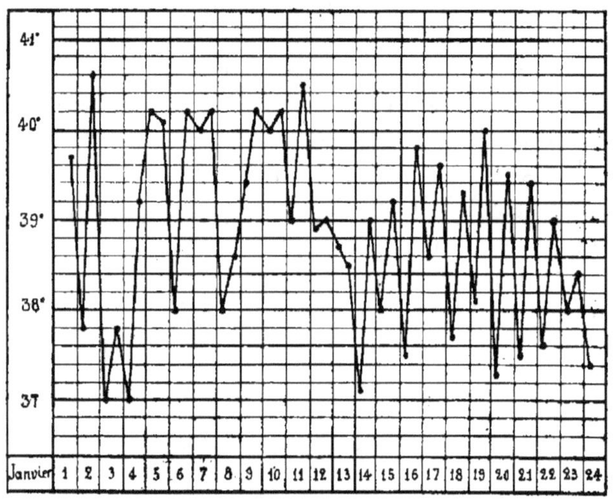

Fig. 5. — Pneumonie grippale. Guérison (Duponchel).

indiscutable à Ménétrier, Netter, Leyden, Chiari, Pribram, Pielicke, Borchardt. On l'a vu s'associer au streptocoque (Netter, Jaccoud, Leyden), au staphylocoque blanc (Jaccoud). Donc le bacille de Pfeiffer ne suscitera la pneumonie que s'il appelle à son aide d'autres microbes.

Il ne faut pas compter sur l'anatomie pathologique pour distinguer la pneumonie lobaire grippale et celle qui ne relève pas de l'influenza.

Reste la clinique. Depuis l'épidémie de 1837, on s'est efforcé de multiplier les arguments. Quels seraient les caractères de la pneumonie grippale ?

L'*insidiosité* : absence de frisson initial, absence de point de côté.

L'*absence de crachats rouillés* : crachats mu-

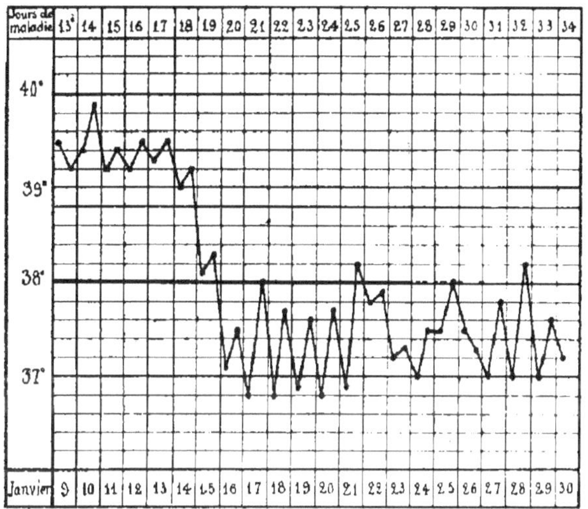

Fig. 6. — Pneumonie grippale bilatérale chez une femme âgée de quarante et un ans. Guérison (L. Galliard).

queux, filants, peu adhérents au vase, parfois striés de sang, parfois muco-purulents, jamais très opaques ni très visqueux.

L'*irrégularité du tracé thermique* : on jugera, en jetant les yeux sur ces tracés, la fréquence des rémissions et la valeur des poussées fébriles (fig. 5 et 6).

Le *désaccord existant entre le pouls et la température* (Valleix).

Le *ralentissement du pouls*. « Le pouls, écrivait Landau, ordinairement si large et si plein dans cette maladie, était petit et lent; excepté chez deux malades où il s'est élevé à 86 pulsations, il n'a pas dépassé 72, et le plus souvent il variait entre 60 et 68. »

L'*apyrexie possible*. J'ai cité, au chapitre du *Syndrome vago-paralytique*, l'observation de pneumonie grippale de J. Teissier : apyrexie, tachycardie, mort le vingtième jour. L'influence des perturbations nerveuses est évidente dans ce cas exceptionnel.

La *prolongation considérable* de la maladie, avec persistance des signes physiques.

La *fréquente bilatéralité* de la pneumonie.

La *multiplicité et la gravité des complications* : pleurésie, péricardite, otite, méningite, etc.

La *fréquence des abcès et de la gangrène* secondaire du poumon.

Parmi tous ces caractères, aucun n'est pathognomonique, et c'est en vain qu'on cherche à leur ajouter la suppression prémonitoire du murmure vésiculaire témoignant de l'atélectasie (Ferrand). l'importance des râles humides, le désaccord entre la dyspnée et les signes physiques, la toux quinteuse, coqueluchoïde, les douleurs sternales, le délire, l'adynamie, le collapsus cardiaque.

Le *début* de la pneumonie grippale appartient rarement aux premiers jours de l'influenza. Les uns le placent du quatrième au huitième jour, les autres du septième au dixième jour ou même du huitième au quinzième, c'est-à-dire moins souvent pendant la période d'état que pendant le déclin et même la convalescence.

La *durée* moyenne est à peu près celle de la pneumonie lobaire commune : défervescence du sixième au douzième jour à partir du début de la pneumonie. Il y a quelques cas *brefs* (mort le troisième ou le quatrième jour), souvent des cas *prolongés*. Les rechutes sont fréquentes. La convalescence est lente. Dans un cas de Borchardt, le pneumocoque existait encore au sein des crachats le vingt-huitième jour.

Le *pronostic* est toujours grave. Mortalité 16 à 47 p. 100 (Netter). Nous connaissons des séries noires. On en signale de bénignes : Du Cazal a soigné au Val-de-Grâce, en 1889-90, dix pneumonies, dont quatre bilatérales, avec un seul décès.

Congestion pulmonaire. — La congestion active apparaît vers le quatrième ou cinquième jour de la grippe. Elle s'affirme par la dyspnée, la fièvre, qui peut atteindre 41°, les râles crépitants, le souffle, la submatité. Elle se distingue de la pneumonie, non pas tant par les caractères physiques des crachats, qui peuvent être visqueux et rouillés, que par l'absence des pneumocoques (Jaccoud, Ménétrier); elle est fugace, souvent bilatérale, souvent centrale, ce qui explique le désaccord signalé entre la bénignité des signes physiques et l'intensité de la dyspnée.

Elle peut se compliquer d'*œdème pulmonaire*, ce que démontre l'expectoration mousseuse ou sanguinolente très abondante (Huchard).

Dans la variété *hémoptoïque*, le sang expectoré est rutilant ou noirâtre, souvent privé de bulles d'air. Leared en a fait connaître, en 1862, plusieurs exemples ; il a vu une femme enceinte, chez qui l'auscultation ne révélait aucun bloc pneumonique, cracher du sang à plusieurs reprises pendant trois ou quatre jours. Villard a observé un homme de cinquante-trois ans qui, s'étant exposé au froid pendant une nuit, après quarante-huit heures de grippe légère, éprouva, le matin suivant, une sensation pénible de constriction thoracique, quelques râles fins aux bases ; dans l'après-midi, bronchorrhée sanglante remplissant la moitié d'une cuvette ; malgré la saignée au pli du coude, il succomba le lendemain.

La congestion *passive* avec *splénisation* peut être chronique (Lemoine).

Pleurésie. — L'apparition des pleurésies au cours d'une épidémie de fièvre catarrhale, en 1590, est signalée par Baillou. On les vit revenir en 1574 et en 1578. Elles se manifestèrent à Plymouth en 1651 (Huxham), à Londres en 1674 et en 1679 (Sydenham), à Modène en 1691 (Ramazzini), à Rome en 1709 (Lancisi), à Vienne en 1759 (Storck), à Naples en 1764 (Sarcone). En décrivant l'épidémie de 1776, Stoll note une pleurésie qui s'annonçait par des douleurs déchirantes aux extrémités, avec ou sans frisson, étendues bientôt à la région précordiale et à tout le thorax, et qui se jugeait par une crise sudorale. Rare en 1802 et en 1837, la pleurésie se retrouve en 1847, à Londres, d'après Peacock.

Devons-nous admettre une pleurésie pfeifférienne ? Letzerich reconnaît la présence du bacille de Pfeiffer dans les séreuses. H. Meunier a signalé le microbe dans un épanchement *séro-fibrineux* compliquant la broncho-pneumonie. Pfeiffer déclare que certaines collections *purulentes* de la plèvre contiennent uniquement son bacille. Mais Netter fait remarquer que cet auteur n'a examiné que des épanchements peu abondants, et conteste au bacille de Pfeiffer le pouvoir de susciter les grands épanchements purulents qui sont si fréquents dans l'influenza : ces épanchements renferment d'habitude le pneumocoque et le streptocoque pyogène, libres ou associés, rarement d'autres microbes pyogènes.

La plèvre n'est atteinte, en général, qu'après le poumon. Les pleurésies purulentes grippales peuvent s'offrir cependant comme manifestations initiales dans des cas où les lésions bronchopulmonaires sont demeurées inaperçues (Netter).

Le début est insidieux. Il arrive pourtant qu'on note un frisson initial avec une température élevée : 41°,6 chez un malade observé par Rousseau dans le service d'Hayem et dont l'histoire est relatée par Chatellier (1). C'était un manœuvre, âgé de vingt-cinq ans, atteint brusquement, à la fin de décembre 1878, de fièvre, de

____

(1) CHATELLIER, La pleurésie dans la grippe. *Thèse de Paris*, 1880.

nausées, de céphalalgie et de vertige, traité par l'ipéca et les purgations. Il entre à l'hôpital Saint-Antoine le septième jour, présentant un aspect typhoïdique si caractérisé qu'on rechercha (en vain d'ailleurs) les taches rosées lenticulaires. L'amé-

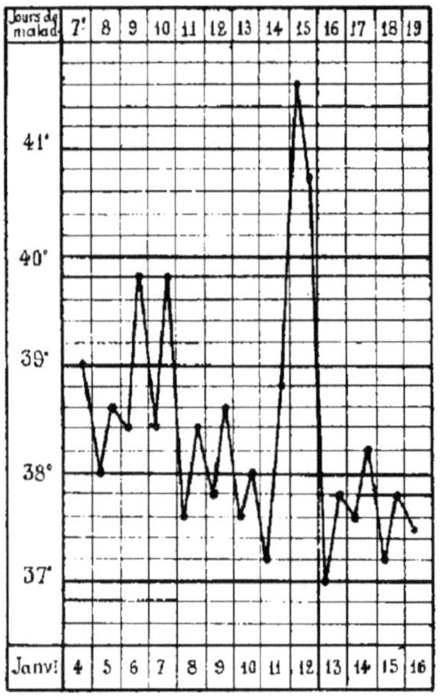

Fig. 7. — Pleurésie séro-fibrineuse chez un homme de vingt-cinq ans. Guérison (Rousseau).

lioration obtenue le quatorzième jour (fig. 7) faisait espérer la guérison rapide ; mais, le quinzième jour, le malade eut un frisson qui dura une heure et fut suivi de l'ascension thermique à 41°,6 : le soir 40°,7. Stupeur, assoupissement ; pas de point de côté, pas de dyspnée. Matité des deux bases, surtout à droite, et de ce côté souffle et égophonie ; quelques frottements pleuraux. Le seizième jour, brusque défervescence. Les signes stéthoscopiques disparaissent en peu de jours. Le 25 janvier, la guérison est complète.

On trouve dans le même travail une observation de Duguet où l'état typhoïdique était si prononcé qu'on pensa d'abord à la dothiénentérie et à la tuberculose aiguë. Le sujet, une fille de dix-huit ans, eut des signes de pleurésie séro-fibrineuse à la base droite, et, du côté gauche, des râles de bronchite ; les frottements se manifestèrent à droite au bout de six jours : guérison lente. Une autre observation, recueillie par moi-même dans le service du professeur Hayem, en 1880, est relative à une pleurésie diaphragmatique et médiastine chez un garçon de dix-neuf ans.

On a fait ressortir en général la bénignité relative de la pleurésie séro-fibrineuse d'origine grippale (Gintrac, Gouraud, 1837) ; la thoracentèse serait rarement nécessaire. Ce que nous savons aujourd'hui de la tuberculose pleurale doit nous rendre circonspects, lorsqu'il s'agira de formuler un pronostic.

La pleurésie séro-fibrineuse peut être *bilatérale*.

Il en est de même de la *pleurésie sèche* : Jaccoud a observé en 1889-90 un cas de pleurésie sèche bilatérale ; Morel-Lavallée a insisté sur la bilatéralité à propos de plusieurs faits en 1897. J'ai fourni à Chatellier trois cas de pleurésie sèche unilatérale d'origine grippale, observés dans le service d'Hayem. Les frottements peuvent persister pendant des années (Richardière).

GRIPPE CHEZ LES VIEILLARDS

Si les vieillards sont fréquemment épargnés c'est que, vivant isolés, ils s'exposent peu à la contagion. Mais, pour eux, la grippe est sévère.

Ce tableau de J. Bertillon montre la malignité de l'influenza croissant avec l'âge.

Nombres relatifs des décès attribuables à la grippe parisienne du 16 décembre 1889 au 31 janvier 1890 pour 1000 habitants :

	Sexe masculin.	Sexe féminin.
De 0 à 4 ans	0	0
De 5 à 9 —	0	0.3
De 10 à 14 —	0.2	0.2
De 15 à 19 —	0.5	0.4
De 20 à 24 —	1.6	0.9
De 25 à 29 —	1.5	1
De 30 à 34 —	1.9	1
De 35 à 39 —	2 2	1.1
De 40 à 44 —	2.8	1.1
De 45 à 49 —	3.8	1.2
De 50 à 54 —	4.5	1.8
De 55 à 59 —	5.7	3.4
De 60 à 64 —	5.9	4.4
De 65 à 69 —	9.3	4.9
De 70 à 74 —	11.8	11.4
De 75 à 79 —	15.1	21
De 80 à ω —	28	30

Comby a décrit l'épidémie qui a frappé la maison de retraite de Chardon-Lagache, en novembre 1891. Cette maison avait été épargnée en 1889-90 (peu de malades, pas un seul décès), tandis que sa voisine Sainte-Périne avait enregistré huit décès. Sur 142 vieillards des deux sexes, domiciliés à Chardon-Lagache en novembre 1891, 27 ont été atteints, 7 sont

morts : à côté d'eux le personnel, composé de
35 personnes, n'a fourni qu'un seul cas et pas de
décès ; rien dans les localités environnantes.
L'épidémie était donc spécialisée. Le nombre des
cas est faible si on le compare à celui de la grande
épidémie de 1889-90, qui a frappé les deux tiers
ou même la moitié des habitants de certaines
villes.

Les vieillards observés par Comby étaient
presque tous des emphysémateux bronchitiques.

Peu de phénomènes nerveux; de l'insomnie,
plusieurs syncopes. Vomissements fréquents,
anorexie constante et prolongée. Pas de coryza
initial. Toux quinteuse suivie d'une expectoration
purulente dans les cas où la bronchite existait
seule ; nombreux pneumocoques. Dyspnée très
accentuée. Température rarement élevée ; tracé
thermique fort irrégulier.

Quatre malades ont présenté des signes de
pneumonie simple ou bilatérale; pas d'invasion
brusque, pas de fièvre, pas de frissons ; crachats
aérés, visqueux, ocreux, non rouillés, non fran-
chement purulents.

GRIPPE ET MALADIES AIGUËS

La grippe est souvent *précédée, accompagnée*
ou *suivie* d'une maladie aiguë. Comment faut-il
comprendre ses relations pathologiques avec la
rougeole, la scarlatine, la coqueluche, la fièvre
typhoïde, etc.?

Parallélisme pathologique. — La grippe est

susceptible de se développer au même moment que l'autre maladie aiguë et d'évoluer parallèlement avec elle sans perdre sa physionomie spéciale. « On voit évoluer en même temps, dit Huchard, la grippe et la fièvre typhoïde ; dans ce cas, cette dernière maladie est souvent aggravée, les accidents adynamiques prédominent. » La chose n'est assurément pas banale.

Impulsion pathologique. — La grippe peut donner un *coup de fouet* aux maladies infectieuses. On sait qu'elle stimule la pneumococcie, la streptococcie, la staphylococcie. L'impulsion qu'elle donne au bacille tuberculeux n'est pas moins connue : la granulie succède souvent à l'influenza. L'infection *typho-grippale* (Saint-Ange, H. Ombrédanne) représente une dothiénentérie pervertie et aggravée par l'influenza. Millée a décrit la fièvre typhoïde *à début grippal.* Chantemesse a vu mourir en dix jours, de fièvre typhoïde démontrée par l'examen bactériologique, un soldat qui, cinq jours avant le début de cette maladie, avait guéri d'une grippe légère.

Inhibition pathologique. — Lorsque deux infections sont contemporaines, il peut arriver que l'une des deux prenne le pas sur l'autre. *Duobus laboribus simul obortis, vehementior obscurat alterum.* J'ai cité l'aphorisme hippocratique lorsque j'ai étudié ailleurs (1) les relations du choléra et de la fièvre typhoïde ; j'ai montré que le choléra pouvait arrêter l'évolution de la fièvre

(1) L. GALLIARD, Choléra et fièvre typhoïde (*Soc. méd. des hôp. de Paris,* 20 janv. 1893).

typhoïde à la période d'état et aussi à la période d'incubation. La grippe jouit-elle du même privilège? Brochin écrit que la fièvre typhoïde se développe assez souvent en pleine évolution de grippe ou qu'elle succède à cette dernière; il invoque, dans le second cas, la longueur de la période d'incubation dothiénentérique.

On peut supposer que la prolongation de l'incubation typhoïdique soit précisément due à l'arrêt par le virus grippal. Voici, par exemple, une fille de seize ans traitée d'abord par Potain pendant trois semaines pour une grippe sévère, et chez qui la fièvre typhoïde se déclare au bout de cette période. Comment affirmer que, sans la grippe, cette dothiénentérie n'aurait pas fait plus tôt son apparition?

A l'opposé, il faut prévoir les cas où la grippe sera forcée d'abdiquer en faveur d'une maladie antagoniste plus violente et plus brutale.

Pendant l'épidémie de grippe de 1889-90, la fièvre typhoïde n'a point semblé disposée, comme dans d'autres maladies infectieuses, à céder le pas à la maladie régnante.

A Paris, du 16 décembre au 31 janvier, on a noté :

Fièvre typhoïde...	180	décès au lieu de		168
Rougeole..........	97	—	—	208
Scarlatine........	17	—	—	30
Diphtérie et croup.	209	—	—	285

GRIPPE ET MALADIES CHRONIQUES

Névropathies. — C'est surtout chez les névropathes qu'on observe les phénomènes qui ont caractérisé plus haut une des formes cliniques de la grippe et ceux qui, plus loin, constitueront des complications.

Les migraineux ont des douleurs très violentes.

La grippe réveille la chorée (Villard), l'épilepsie (Marriot, Krœpelin), l'hystérie (Grasset). Elle exaspère les douleurs de l'ataxie (Villard, Bidon), elle aggrave la maladie de Parkinson, l'hystérie, la neurasthénie (Séglas, Ballet, Bidon).

Alcoolisme. — Les alcooliques n'offrent qu'une faible résistance aux virus infectieux. Voici deux exemples empruntés à Bidon.

Un boulanger âgé de cinquante-deux ans, alcoolique avec tremblement datant déjà d'une trentaine d'années, affaibli, usé, athéromateux, est atteint le 26 décembre 1889 au soir de grippe nerveuse légère. Le lendemain, à dix heures du matin, on le trouve étendu sans connaissance au milieu de sa chambre et on le recouche ; T. 37°, 6, P. 70 ; pouls très dépressible, arythmie ; tremblement intense ; le malade explique avec peine qu'il a voulu se lever, mais que ses jambes se sont dérobées et qu'il a éprouvé des nausées et du vertige. Peu de chose du côté des bronches. Strychnine, caféine, alcool. Dans la nuit un peu de délire. A partir de minuit la respiration s'embarrasse, la cyanose s'installe et progresse. Interrogé sur son état, le malade dit toujours qu'il n'a rien. A quatre heures du matin, râle trachéal ; mort à la suite d'une agonie de trente minutes.

Un palefrenier âgé de quarante-trois ans, alcoolique, entre à l'Hôtel-Dieu de Marseille, le 2 février 1890, avec ce diagnostic : broncho-pneumonie grippale; T. 38°, 2; P. 80. Il s'améliore progressivement. Tout à coup, le 8 février, orthopnée, délire ; rien à l'auscultation. Le 9, agitation plus grande; P. 120, très dépressible. Malgré l'opium, dans la nuit du 9 au 10, agitation extrême ; le malade se lève, voit des assassins qui le poursuivent ; asphyxie. Le 12, l'excitation a diminué, la convalescence commence. Vers le 20, dysphagie, régurgitations. Bientôt survient un tympanisme énorme avec quelques vomissements ; le 27 février, ascite, foie tuméfié, subictère.

Ces phénomènes restent stationnaires jusque vers le 10 mars, puis s'atténuent. On constate encore au mois d'avril le ballonnement du ventre et la tuméfaction du foie.

On remarquera dans cette observation les phénomènes nerveux et, chose rare, l'*hépatite subaiguë* consécutive à la grippe.

Paludisme. — Quelques paludéens, soignés par R. Grenier, en 1889 et en 1892, pour une grippe commune, ont vu se réveiller, pendant la convalescence, la fièvre intermittente. Ils avaient pris cependant du sulfate de quinine au cours de l'influenza.

Emphysème. — Bronchite chronique. — C'est l'existence de ces altérations qui fait la grippe si redoutable aux vieillards. Elles donnent à la maladie un cachet tout spécial. Les emphysémateux succombent à la bronchite capillaire, au catarrhe suffocant, à la bronchoplégie d'origine grippale. L'asystolie est fréquente (Bucquoy, Huchard).

Tuberculose pulmonaire. — On connaît la bronchite capillaire à pneumocoques chez les phtisiques (Duflocq et Ménétrier). La grippe donne à la tuberculose un coup de fouet. Elle suscite les hémoptysies, l'infiltration aiguë des poumons, la phtisie galopante, la pneumonie caséeuse.

Nos tables de mortalité montrent le préjudice immédiat que causent aux phtisiques les épidémies d'influenza. Elles montrent, en outre, l'aggravation de la tuberculose chez les sujets qui ne succombent pas immédiatement. Prenons, en effet, les mois qui suivent l'épidémie. Si tous les poitrinaires avaient payé leur tribut, le chiffre des décès dus à la tuberculose devrait faiblir à ce moment comme faiblit celui des diabétiques et des cardiaques. Or, c'est le contraire qui arrive : à Paris, dans l'épidémie de 1889-90, le nombre des décès par phtisie est resté élevé jusqu'à la fin de mai 1890. Voici les chiffres :

Décès attribués à la tuberculose pulmonaire à Paris.

Décembre 1889	1359
Janvier 1890	1390
Février	1025
Mars	1113
Avril	957
Mai	951
Total	6795

Ce total donne un excédent de 1400 décès sur la moyenne ordinaire à cette époque de l'année.

Cardiopathies. — Ici, grande fréquence de

l'asthénie cardio-vasculaire très rapide, fréquence de l'asystolie (Huchard, Bucquoy). A Paris, en 1889-90, pendant les six semaines d'épidémie, le nombre des décès par maladie organique du cœur s'est élevé de 430 (moyenne ordinaire) à 635 : l'excédent a donc été de 205.

Maladies du foie. — Comby a signalé au déclin de la grippe, chez une femme âgée de soixante-huit ans, qui avait souffert antérieurement de coliques hépatiques, le réveil de la cholélithiase. Rendu a montré les effets de la grippe sur la cirrhose hépatique d'origine cardiaque. Un cardiaque, à la période d'asystolie, présente, sous l'influence de la grippe, une fièvre légère et du subictère. Un homme de cinquante-neuf ans, atteint de sclérose hépatique et cardiaque bien tolérée, sans affaiblissement du myocarde ni grave altération des fonctions digestives, contracte l'influenza ; peu d'accidents pulmonaires, mais graves perturbations des organes atteints ; développement d'un *ictère*, qui n'est pas seulement ici, comme le voulait Gubler, le signe d'une déglobulisation exagérée, mais qui témoigne d'une lésion de la cellule hépatique.

Maladies des voies digestives. — La grippe s'acharne sur les points faibles de l'organisme, ici l'estomac, là l'intestin. Le malade de Féréol, chez qui elle a suscité la *pérityphlite*, avait eu probablement des désordres antécédents du côté du cæcum ou de l'appendice. J'ai vu l'*appendicite* se réveiller cruellement, au cours de l'épidémie de janvier 1898, chez une fille de dix-sept ans qui jusqu'alors n'avait eu que des atteintes légères.

Barthélemy a observé une entérorragie durant vingt-quatre heures chez un homme guéri depuis plusieurs années d'ulcère simple de l'estomac.

GRIPPE ET DIATHÈSES

Rhumatisme. — Valesco de Tarente signalait déjà en 1387 les fréquentes affections rhumatismales succédant au catarrhe (Huchard). C'est au déclin de la grippe qu'on voit survenir les arthropathies chez les sujets prédisposés. Une de mes clientes, femme âgée de cinquante ans, ayant eu des accès polyarticulaires à vingt et un ans et à trente-trois ans, fut atteinte de grippe fébrile le 11 février 1898 : état gastrique, catarrhe léger des voies respiratoires, herpès des lèvres. La maladie paraissait terminée, et j'avais déjà cessé mes visites lorsque survinrent, le 18 février, des douleurs au poignet droit. Le 20, je constatai la rougeur et la tuméfaction de cette jointure. Bientôt le rhumatisme gagna le coude droit, le poignet et le coude à gauche, le genou gauche ; il disparut vers le 4 mars.

Ferrand a observé un rhumatisme articulaire aigu fortement fébrile, généralisé, sans complication cardiaque, à la suite d'une grippe d'intensité moyenne chez une jeune fille.

D'après G. Weber, les rhumatisants aigus portent souvent les traces de la grippe récente. Dubrulle et Marrotte admettent une constitution rhumatismale (?) consécutive aux épidémies d'influenza.

V. — LES COMPLICATIONS

« On ne prête qu'aux riches ! »

La multiplicité des complications attribuées à la grippe témoigne de l'opulence de cette maladie.

Si j'avais à décrire tous les accidents d'*origine grippale* qui encombrent notre littérature, ce livre ne suffirait pas, et on me reprocherait sans doute de m'être fait le complice de certaines aberrations cliniques.

Bien que malaisée, la critique est nécessaire. Il faut savoir se borner.

Les complications sont *immédiates, hâtives* ou *tardives*.

Système nerveux. — Toulouse admet que la *confusion mentale* consécutive à la grippe revête trois formes : l'état démentiel, la stupeur, l'agitation avec hallucinations. On décrit les obsessions, la folie du doute, le délire mélancolique post-grippal (Séglas, Ballet, Savage).

L'*hystérie* post-grippale revêt des aspects variés. Aux névroses connues, il faut ajouter le goitre exophtalmique (Pawinski) et, d'après Holz, une sorte de maladie de Basedow incomplète : un homme de trente et un ans eut, à la suite d'une grippe récidivante, une tuméfaction inflammatoire du corps thyroïde dont le lobe droit resta tuméfié et qui causa des accès de suffocation et de la dysphagie ; il y eut de l'exophtalmie, mais pas de tachycardie.

Les *névralgies* du déclin et de la convalescence ont été décrites dans un autre chapitre.

La *paralysie* frappe tardivement les cordes vocales (Savage), le voile du palais, le pharynx et le larynx (Guément), les membres inférieurs (Savage), les quatre membres (Drasche), le bras (Henoch).

La *polynévrite* secondaire est admise par J. Teissier, qui l'a vue se localiser ou se généraliser ; elle a causé dans un cas de Remak la paralysie flasque des quatre membres.

La *myélite* ascendante aiguë a été observée par Laveran, dans un cas de grippe compliquée de pneumonie droite : envahissement des membres inférieurs, puis des supérieurs et du bulbe, mort par asphyxie. Même processus rapidement mortel chez un médecin âgé de soixante-trois ans, morphinomane, convalescent de grippe assez sévère, soigné par Féréol. Bennets cite un garçon de dix-sept ans atteint de grippe le 5 janvier 1890 ; douleurs dorsales et lombaires, prostration ; le 17, rétention d'urine, parésie des membres inférieurs ; le 18, paraplégie complète ; à neuf heures du soir, attaque convulsive, morsure de la langue, dyspnée ; mort le 19, à quatre heures du matin. Chez un garçon de quatorze ans, convalescent de grippe, Fiessinger a observé une myélite aiguë fébrile qui, contrairement à toute attente, a passé à l'état chronique.

La *méningite spinale* a été admise par Fiessinger dans le cas d'une fille de dix-huit ans qui, s'étant plainte dès le début de la grippe de violentes dou-

leurs lombaires, présenta au bout de quinze
jours la parole nasonnée, la dysphagie, la con-
tracture de la nuque et du dos, la dyspnée ; après
quarante-huit heures, accélération du pouls, mort.
Une malade de Bidon, atteinte huit jours après
une grippe légère, a eu la vie sauve.

L'*encéphalite* aiguë a été décrite au chapitre des
Modalités cliniques. Weichselbaum a vu les
abcès du cerveau et la méningite pneumococcique
à la suite de la sinusite faciale, huit jours après
le début de l'influenza. Rendu a publié deux cas
d'encéphalite scléreuse consécutive à l'artérite
grippale, l'un chez un enfant de trois ans, l'autre
chez un homme de trente-deux ans.

La *méningite suppurée* est due aux streptocoques ou aux pneumocoques. Ewald l'a observée
chez un jeune médecin à la suite de l'empyème
de l'antre d'Highmore. Elle complique souvent
l'otite grippale. Elle succède à la pneumonie :
Leyden a trouvé, dans un cas, les diplocoques.

Netter a emprunté à Raymond l'observation
d'un vieillard de soixante-quinze ans qui, au quatrième jour de la grippe, tomba dans un état semi-
comateux et succomba le cinquième jour : exsudat
purulent à la base du cerveau et le long de la
scissure de Sylvius, cerveau intact, pas de broncho-pneumonie, pas de pneumonie.

Hanot a observé la méningite streptococcique
de la base chez un garçon de dix-huit ans.

Dans un cas de Parent-Duchâtelet, il s'agissait
d'un homme de cinquante ans dont la céphalalgie
acquit une intensité singulière au dixième jour

de la grippe ; il mourut avec des signes de *méningite cérébro-spinale* le quatorzième jour ; couche de matière puriforme étendue à la surface des méninges de tout l'axe cérébro-spinal, sérosité purulente et floconneuse dans les ventricules, bronchite pseudo-membraneuse (probablement pneumococcique, dit Netter).

Appareil de la digestion. — Je ne reviendrai pas sur les accidents gastro-intestinaux déjà décrits. Je signale la *glossite phlegmoneuse* (Dubrulle et Marrotte), l'*amygdalite*, les *angines*. On range l'*appendicite* parmi les complications de la grippe (Jalaguier, Merklen). La *rectite* (Le Gendre) est exceptionnelle.

J'ai noté, d'après Bidon, l'*hépatite* secondaire chez un alcoolique.

L'*ictère* s'est manifesté secondairement dans un cas de Rendu. Une femme vigoureuse, traitée pour des douleurs pelviennes, contracte une bronchite qu'on traite sans succès par l'ipéca ; la fièvre s'allume. Bientôt surviennent des vomissements bilieux ; mauvais état général, 39°, herpès nasal. Cet état persiste pendant près de dix jours, et se juge par l'apparition d'un ictère accompagné d'une recrudescence des vomissements ; pas de décoloration des matières. L'état général reste mauvais jusqu'à l'apparition d'une défervescence graduelle pendant laquelle on constate les signes d'une broncho-pneumonie circonscrite.

La *péritonite suppurée* a coïncidé avec la pleurésie purulente (Kundrat, Guyot), avec l'empyème streptococcique, l'endocardite, la péricardite séreuse et la streptococcie splénique (Laveran), la congestion pulmonaire bilatérale (Laveran). Jürgens a signalé un abcès sous-diaphragmatique, secondaire à la pneumonie.

Appareil respiratoire. — Je me suis attaché à différencier la pneumonie grippale de la vulgaire *pneumonie lobaire*, dont on connaît la fréquence en temps d'épidémie et qui témoigne de l'infection pneumococcique.

Mentionnons la *spléno-pneumonie* grippale (Faisans, Hanot, Lemoine). C'est aux strepto-coques, aux staphylocoques qu'on attribuera, dans certains cas, les *abcès* du poumon.

La *gangrène* du poumon serait assez fréquente, si l'on en croit De Caze, qui en a publié 14 cas, les uns observés dès les premiers jours de la grippe, les autres un mois ou plus après le début. Elle a été vue plusieurs fois par A. Fraenkel ; dans 3 faits de Rhyner, elle succédait à la pneumonie grippale.

La *pleurésie purulente* existe parfois sans pneumonie antécédente. D'habitude elle est méta-pneumonique et constitue une des complications les plus redoutables de la grippe. Letulle y a trouvé une fois le bacille encapsulé de Fried-länder, Leyden les staphylocoques ; elle fournit d'habitude le pneumocoque et le streptocoque pyogène libres ou associés, rarement d'autres microbes pyogènes (Netter).

Hanot a vu une *pleurésie hémorragique* avec streptocoques et coli-bacilles. La *pleurésie putride* succède à la gangrène du poumon.

Le *pyo-pneumothorax* est une des conséquences de la gangrène pulmonaire (De Caze). Dans un cas de Rhyner, relatif à un étudiant âgé de vingt-deux ans, il a guéri au bout de sept mois, grâce à la pleurotomie. Rhyner l'a vu, chez un autre malade, persister à l'état chronique. Chez un soldat soigné par Laveran, il a succédé aux abcès du lobe inférieur du poumon droit.

Appareil circulatoire. — L'*endocardite* n'est pas fréquente. Sur 100 malades atteints de troubles cardiaques secondaires, A. Sansom a noté 23 fois les douleurs précordiales paroxystiques, 37 fois la tachycardie, 5 fois la bradycardie, 25 fois l'arythmie, *10 fois* seulement les lésions valvulaires. Il considère la névrite du plexus cardiaque comme plus habituelle que la myocardite et l'endocardite. Pawinski distingue une forme légère et une forme maligne d'endocardite grippale. Fiessinger a vu mourir en huit jours un enfant de quatre ans chez qui il avait constaté, au dix-septième jour de la grippe, un souffle mitral très rude. Dans 3 cas signalés par Huchard, les sujets portaient antérieurement des lésions aortiques. Oulmont et Barbier ont observé une endocardite streptococcique.

La *péricardite* a été signalée par Gintrac en 1837, par Peacock en 1847. J. Worms l'a observée chez deux militaires soignés au Gros-Caillou et rapidement guéris. Le frottement péricardique a été constaté par Fiessinger chez un garçon de vingt et un ans qui, le treizième jour, en pleine convalescence de grippe, présenta des signes d'aortite et conserva une insuffisance aortique.

La *myocardite* existait dans l'autopsie où Jürgens a noté la gastro-entérite ulcéreuse dont j'ai parlé, et chez deux malades de Pawinski.

La *phlébite* grippale sans pneumonie anté-cédente a été vue par Troisier : une femme âgée de trente-quatre ans, convalescente, éprouva le vingt et unième jour une vive douleur à l'aine gauche ; sa température s'éleva à 38°,8, et les jours suivants à 39° et 39°,5 ; la phlébite du membre inférieur gauche s'atténua au bout de trois semaines et disparut lentement ; la malade avait une otite grippale. Même phlébite vers le dixième jour chez un malade de Rendu qui souffrait anté-rieurement d'une colite chronique et chez une femme de soixante-huit ans, soignée par Bucquoy.

Consécutive à la pleuro-pneumonie grippale, elle a été vue par Ferrand, Bucquoy, Rendu, Galliard, Antony. Dans un cas de Ferrand, la thrombose intéressait les deux veines iliaques et la veine cave inférieure ; elle s'est localisée dans les veines du cerveau chez un enfant autopsié par Baginsky et qui portait une pneumonie double.

L'*artérite* intéresse l'aorte (Fiessinger), l'artère centrale de la rétine et les artères du cerveau (A. Fraenkel), les artères des membres : *gangrène* du pied (Duchesneau, O. Johanssen), des deux pieds (P. Gould), des deux membres inférieurs dans un cas de Rendu où la thrombose s'étendait au dernier segment de l'aorte abdominale et remplissait l'artère rénale droite (énorme infarctus du rein droit) consécutivement à la broncho-pneumonie grippale.

Gangrène du scrotum (Von Bünger), gangrène du pénis avec élimination d'un tiers de l'organe et guérison (Devrient).

Appareil urinaire. — La *glomérulo-néphrite*, rappelant ce qu'a décrit Klebs dans la scarlatine, a été constatée par Leyden chez une femme âgée de vingt-huit ans.

La *néphrite aiguë* se manifeste parfois avec une telle intensité que, dès le début, on constate l'anurie, l'urémie convulsive ou comateuse (J. Teissier). Elle est tantôt précoce, tantôt retardée jusqu'au vingt-troisième jour et peut guérir en moins de trois semaines (Fiessinger). Elle est souvent latente au décours de la grippe (Tuvache). Le Gendre a relaté l'observation d'un garçon de dix-sept ans qui, dès le début de l'influenza, remarqua l'aspect trouble de son urine ; vers le quinzième jour, il eut une congestion pulmonaire bilatérale et de l'albuminurie, bientôt de l'hématurie ; la néphrite disparut au bout de vingt-cinq jours, mais on nota d'autres complications : péricardite, endocardite, pleurésie séro-fibrineuse, enfin phlébite du membre inférieur gauche. La néphrite succéda à la pneumonie dans un fait de Rhyner. Weichselbaum a trouvé une fois le pneumocoque dans l'urine.

L'*hématurie* a marqué le début de l'influenza dans un cas de Le Gendre : il s'agissait d'un homme de soixante ans qui a guéri. Le Gendre admet donc la *congestion initiale* aiguë du rein, à distinguer de la néphrite, qui survient tardivement et peut devenir le point de départ d'un *mal de Bright* chronique. La néphrite hémorragique coïncidait avec l'encéphalite aiguë dans un cas déjà cité de Virchow.

Un cas d'*albuminurie intermittente*, consécutive à la néphrite grippale chez une fille de dix-huit ans, est dû à Lécorché et Talamon.

La *cystite*, assez fréquente d'après Fiessinger et d'après Le Gendre, a été observée par Dubrulle et Marrotte chez des militaires et par Comby chez un garçon de treize ans, atteint de congestion pulmonaire.

Organes génitaux de l'homme. — L'orchite a été vue plusieurs fois dans le 6ᵉ corps d'armée en 1889-90. Dubrulle et Marrotte l'ont observée chez un soldat convalescent de grippe qui eut pendant cinq jours une tuméfaction considérable, d'ailleurs fugitive. Un garçon de neuf ans, atteint de grippe à forme typhoïde, eut, à partir du onzième jour, trois poussées de vaginalite durant cinq, sept et huit jours; la troisième poussée survint le vingt-troisième jour, pendant la convalescence ; l'épididyme resta dur et tuméfié (Fiessinger).

Organes génitaux de la femme. — Dans toutes les épidémies on a signalé les métrorragies et les fausses couches. E. Müller a soigné 157 femmes grippées, parmi lesquelles 138 non gravides, qui eurent toutes des troubles génitaux : métrorragies, ménorragies, règles avancées ; parmi les

21 femmes enceintes, 17 ont avorté ou accouché prématurément. Labadie-Lagrave attribue à l'*endométrite aiguë grippale* les hémorragies et l'avortement; il montre la fréquence des hémorragies et des suppurations chez les nouvelles accouchées.

Que disent les statisticiens? Le tableau dressé par J. Bertillon montre qu'à Paris, en décembre 1889 et janvier 1890, le nombre des avortements déclarés est resté absolument stationnaire. Si donc la grippe a exercé une influence sérieuse sur le produit de la conception, c'est seulement chez les femmes dont la grossesse était de moins de cinq mois, car on sait que les avortements des premiers mois échappent généralement à la vigilance de l'administration municipale.

Mais il n'y a pas de raison de croire, ajoute Bertillon, que l'administration ait été moins bien informée pendant l'épidémie qu'en temps ordinaire.

A Berlin, mêmes renseignements : la grippe n'a pas accru le nombre des avortements déclarés.

Quant à la diminution des naissances, neuf mois après l'épidémie (pour Paris, en septembre et en octobre 1890), elle a été notée dans toutes les grandes villes, mais **avec** des variations. Les différences sont moins accusées à Saint-Pétersbourg, Odessa, Moscou, Varsovie, que dans les villes italiennes et qu'à Paris. Voici les naissances de Paris :

		1890	Moyenne des 4 années précédentes.
Septembre	36ᵉ semaine...	1035	1140
	37ᵉ — ...	989	1134
	38ᵉ — ...	837	1135
	39ᵉ — ...	882	1160
Octobre...	40ᵉ — ...	916	1177
	41ᵉ — ...	787	1131
	42ᵉ — ...	934	1078
	43ᵉ — ...	895	1121
	44ᵉ — ...	934	1098

Fosses nasales. — Il y a souvent de la rhinite aiguë ou chronique, suppurative, ulcérative ; souvent du catarrhe de la trompe d'Eustache avec propagation à l'oreille. Dans dix autopsies, Weichselbaum a constaté l'inflammation aiguë des cavités accessoires du nez. Les sinus frontaux et maxillaires étaient remplis de pus ; toujours des pneumocoques très virulents, une fois avec du streptocoque pyogène, une fois avec du staphylocoque.

Appareil auditif. — Il est frappé presque aussi souvent que le poumon. On note les bourdonnements d'oreilles, l'otalgie, la surdité passagère, l'otorragie.

Les *otites* ont été particulièrement fréquentes pendant l'épidémie de 1889-90. Quelques spécialistes ont dressé une statistique comparative entre les mois de décembre 1889 et janvier 1890 et les mois correspondants des années précédentes : Gruber (Venine), 625 otites au lieu de 238 ; Jansen (Berlin), 401 au lieu de 191 ; Ludwig (Halle), 137 au lieu de 44.

Ce qu'on observe d'habitude, c'est l'*otite*

moyenne, soit à la période d'état, soit pendant la convalescence; elle suppure, et généralement l'abcès se fait jour au dehors, de sorte que la guérison est spontanée. Mais elle peut se compliquer d'*abcès intramastoïdiens* (dont Moure a vu un nombre relativement considérable), de *méningite*.

On trouve dans le pus les pneumocoques (Bouchard, Clado et Beretta, Lévy et Schrader, Zaufal, Weichselbaum, Prior, Gradenigo) ou les streptocoques.

Dans un cas de Moure, l'abcès périmastoïdien existait sans altération de l'oreille moyenne.

L'*otite labyrinthique* (Boley, Lannois) est rare.

Parotide. — Fiessinger a signalé la tuméfaction parotidienne. La parotidite, toujours bilatérale, est *congestive* ou *suppurative*, souvent accompagnée ou suivie de pneumonie (Roland). Dans un cas de Roland, la suppuration parotidienne s'est déclarée pendant la convalescence de la pneumonie grippale et a été suivie d'un érythème scarlatiniforme apyrétique. Comby a vu la parotidite se terminer par résolution chez un vieillard.

Corps thyroïde. — J'ai publié (1) un cas de thyroïdite aiguë d'origine grippale terminée par résolution chez une femme de quarante ans.

Appareil visuel. — Le catarrhe initial peut être suivi de conjonctivite, de kératite, de blépharite. On signale l'amaurose passagère, le spasme des vaisseaux rétiniens cédant au sulfate

____

(1) L. GALLIARD, *Soc. méd. des hôp.*, 21 juin 1895.

de quinine (Galezowski), la thrombose de l'artère centrale de la rétine (A. Fraenkel), l'atrophie tardive du nerf optique (Snell, M. Gunn, Mac Hardy), la cécité sans lésion apparente à l'ophtalmoscope (Cross), l'irido-cyclite (Truc).

Pendant la convalescence, Landolt a observé souvent la conjonctivite intense et même l'*épisclérite* avec douleurs vives, l'œdème des paupières (avec ou sans conjonctivite), les abcès palpébraux.

Articulations. — Le *pseudo-rhumatisme* est admis par J. Teissier, qui a vu la fluxion des gaines tendineuses et l'hydarthrose du genou. Ollivier (de Rouen) déclare, d'après 4 faits, que dans le déclin ou la convalescence de la grippe, on observe chez des sujets non rhumatisants des manifestations articulaires (arthralgies, mono-arthrites, polyarthrites subaiguës), pouvant s'accompagner de troubles cardiaques (arythmie, souffle léger à la pointe du cœur). Elles guérissent par le salicylate de soude et l'antipyrine en quinze jours à trois semaines. Elles ne paraissent pas susceptibles d'amener la suppuration ou l'ankylose des jointures.

Huchard cite le cas d'un homme de trente ans qui fut atteint de céphalalgie atroce et de vomissements avec une température de 40",6 et de l'albuminurie. La céphalalgie et les vomissements, ayant cessé, furent remplacés par de violentes douleurs de la cuisse droite, faisant penser à une ostéomyélite fémorale, puis les petites articulations des pieds furent rouges et douloureuses.

Le malade mourut au bout de six jours avec des accidents cérébraux.

Chez un homme de vingt-cinq ans, observé par Hanot, la grippe à forme typhoïde fut suivie d'abord de douleurs articulaires et périarticulaires généralisées, puis d'*arthrite suppurée* de l'épaule gauche ; le pus, qui contenait uniquement des streptocoques, fusa dans les gaines pectorale et deltoïdienne ; vaste abcès de la région fessière ; otite suppurée, guérison.

VI. — LE TRAITEMENT

RECHERCHE D'UNE MÉDICATION SPÉCIFIQUE

Si nous possédions des notions exactes sur la toxine grippale, nous pourrions escompter la découverte d'une *antitoxine*.

A l'heure actuelle, nous ne connaissons que des *médicaments*. Parmi ceux dont on a vanté la spécificité, je ne citerai ni l'aconit, ni le cannabis indica. ni le salicylate de soude, ni la phénacétine.

Le *chlorhydrate d'ammoniaque* a été préconisé par Marrotte en 1847 : ce médecin l'administrait à la dose de 50 centigrammes, cinq ou six fois répétée en vingt-quatre heures, contre les congestions broncho-pulmonaires. J. Teissier, qui en a constaté cliniquement les bons effets, a reconnu expérimentalement son activité parasiticide sur le bacille de Teissier, Roux et Pittion.

Les cultures du même bacille sont contrariées par le *sulfate de quinine*, que J. Teissier considère

comme le médicament de choix dans l'influenza ;
il compare son action, non pas à celle du mercure
dans la syphilis, mais à celle du salicylate de soude
contre le rhumatisme articulaire aigu.

TRAITEMENT ABORTIF

Le *sulfate de quinine*, administré à la dose
d'un gramme dès le premier jour, est-il susceptible de faire avorter l'influenza ? J. Teissier,
Mossé et d'autres l'admettent. Il faut d'ailleurs
remonter à Stoll, en 1775, pour trouver les premières notions acquises sur le traitement de la
grippe par le quinquina. J'estime, pour mon
compte, que la quinine hâtivement prescrite a
conjuré bien souvent les atteintes de la grippe
légère ; quant à la grippe sévère, on la voit évoluer en dépit du remède.

En présence des phénomènes initiaux de la
grippe, je n'hésite pas à faire prendre sans retard
un gramme de *sulfate* ou de *chlorhydrate de
quinine*. Si la maladie n'est pas jugulée, j'ai,
comme Mossé, la conviction d'en atténuer par ce
moyen la rigueur, d'en conjurer peut-être les
complications.

A ce point de vue, l'*antipyrine* n'est pas un
médicament héroïque.

Il ne faudra pas compter davantage sur les
diaphorétiques, qui nous réussissent contre le
rhume banal, ou sur la *balnéation chaude* qui,
d'après Manasséine, fait merveille en Russie.

Le *tartre stibié*, l'*ipéca*, les *purgatifs* n'ont pas
l'ambition de juguler l'influenza.

Le *calomel* mérite-t-il la confiance que lui accorde G. Freudenthal? Ce médecin prescrit aux hommes 20 centigrammes de calomel en deux prises, aux femmes 15 centigrammes en trois prises, et, si la médication est instituée dès le premier ou le second jour, il se vante d'anéantir, sans le secours d'aucun autre remède, la fièvre, la douleur, le catarrhe digestif et pectoral!

TRAITEMENT DE LA FORME COMMUNE

Il faut l'envisager à la période d'état et pendant la convalescence.

A. Période d'état. — Quelles sont ici les indications thérapeutiques?

1° *Combattre la fièvre symptomatique de l'infection grippale.* — Il faut administrer en deux fois, dans la journée, un gramme de sulfate ou de chlorhydrate de quinine. Les lotions froides et les bains froids sont réservés à la grippe hyperthermique.

2° *Combattre la douleur.* — C'est surtout la céphalalgie qui préoccupe les patients : de là l'usage abusif de l'antipyrine avant l'arrivée du médecin. Je n'ai recours à ce remède que si la douleur résiste aux sels de quinine; encore n'ai-je coutume de le conseiller que le soir : la prise vespérale est dirigée contre l'insomnie aussi bien que contre la céphalée. On ne dépassera pas la dose d'un gramme dans la soirée.

Parmi les succédanés de l'antipyrine, je citerai la phénacétine, qu'on prescrit à la même dose.

3° *Combattre l'embarras gastro-intestinal.* —

En général, les purgatifs suffisent (huile de ricin, sulfate de soude, etc.). On n'aura recours aux éméto-cathartiques que si l'on constate la surcharge excessive de la langue, les nausées, les vomissements. Dans la majorité des cas, il faudra répéter plusieurs fois les purgations.

4° *Combattre le catarrhe des voies respiratoires.* — Sirop de tolu, térébenthine, terpine, à associer aux antispasmodiques : extrait thébaïque, caféine, belladone. Les tisanes chaudes, susceptibles de stimuler la diaphorèse, seront prohibées si la fièvre est vive. Contre la toux quinteuse, bromure de potassium, bromoforme. A l'extérieur, sinapismes, cataplasmes sinapisés, ventouses sèches, frictions térébenthinées.

5° *Stimuler la diurèse.* — Régime lacté, tisanes chaudes, boissons alcalines: eau de Vichy, eau de Vals. Le thé, le café et leurs alcaloïdes sont contre-indiqués s'il y a de l'insomnie, de l'agitation, de la tendance au délire.

B. **Période de convalescence.** — L'asthénie des convalescents indique les stimulants et les toniques : café, thé, quinquina, kola, cognac, champagne. C'est ici que l'hygiène prend le pas sur la thérapeutique : éviter les refroidissements, éviter les indigestions, éviter la fatigue.

Craindre les prolongations de l'asthénie grippale, craindre les complications, les rechutes et les récidives.

Dès que les convalescents sont en état de sortir, j'insiste sur la nécessité du changement d'air.

TRAITEMENT DES FORMES NERVEUSES

Les déterminations cérébrales qui s'accompagnent d'un état fébrile indiquent deux choses : la quinine et la réfrigération externe (lotions froides, drap mouillé, bains froids).

Celles qui demeurent apyrétiques nécessitent le bromure de potassium, le chloral, la valériane, l'opium. Contre les douleurs vives, antipyrine, phénacétine. Contre la torpeur, quinine, caféine, injections sous-cutanées d'éther. Contre les psychopathies délirantes, balnéation tiède prolongée ou même réfrigération. J'ai obtenu un résultat merveilleux à l'aide des enveloppements réitérés dans le drap mouillé chez une fille de vingt ans atteinte de manie aiguë succédant immédiatement au catarrhe grippal.

Les déterminations bulbaires ont une gravité qui n'échappera à personne. On les traitera énergiquement par la révulsion (Peter conseillait le vésicatoire à la nuque), les injections sous-cutanées d'éther et de caféine, l'alcool, le champagne, les inhalations d'oxygène. La quinine, utile dans toutes les formes de l'influenza, est recommandée spécialement dans la pseudo-angine de poitrine grippale (Samson).

La tachycardie vago-paralytique est traitée par l'électrisation des nerfs vagues à l'aide des courants continus (Samson), par les injections sous-cutanées d'ergotine (Huchard), par la digitale.

Contre la dépression cardio-vasculaire résultant de la dépression nerveuse, Huchard conseille les injections sous-cutanées de sulfate de strychnine :

        Eau distillée.................... 1 gramme.
        Sulfate de strychnine .... 1 milligramme.

ou les granules d'arséniate de strychnine (3 ou 4 granules d'un demi-milligramme par jour).

TRAITEMENT DES FORMES GASTRO-INTESTINALES

Ici la médication évacuante s'impose dès l'abord. Vomitifs, éméto-cathartiques, purgations réitérées (sauf dans les cas de diarrhée choléri-forme ou d'hémorragie intestinale).

Comme les voies digestives sont inhospitalières à la quinine, il faut recourir aux injections sous-cutanées. Je recommande cette formule :

        Chlorhydrate de quinine.. 3 grammes.
        Antipyrine................ 1 gramme.
        Eau distillée stérilisée.... Q. S. pour 10 cc.

Pour réaliser l'antisepsie intestinale, on aura recours aux lavages à l'aide de la solution d'acide borique à 2 p. 100; on prescrira à l'intérieur l'acide lactique, les sels de bismuth, le naphtol, le salol, etc. Régime lacté rigoureux dans la majo-rité des cas.

TRAITEMENT DES FORMES THORACIQUES

L'encombrement bronchique peut être com-battu avec succès par l'ipéca ; mais il faut se rappeler que l'abus des vomitifs favoriserait la dépression nerveuse. Après le vomitif *unique*, qui fera les frais de la médication évacuante, on luttera contre l'élément congestif à l'aide de la quinine, des ventouses sèches, des ventouses scarifiées et même, si la cyanose est menaçante, de la saignée. Au cognac et au champagne, on ajoutera les stimulants diffusibles.

J'ai parlé de l'éther sulfurique et du chlorhydrate d'ammoniaque. L'*acétate d'ammoniaque* serait, d'après Delioux de Savignac, un sédatif, antispasmodique, anti-ataxique à prescrire dans la pneumonie délirante ; mais Gubler le considérait comme un excitant de la circulation, de la calorification et des sécrétions, et le recommandait aux sujets qui n'avaient ni une phlegmasie viscérale trop intense, ni une fièvre trop vive. Je le préconise dans la bronchite capillaire plus encore que dans la fluxion de poitrine ; au lieu d'atteindre, comme le veulent quelques médecins, des doses de 50 à 60 grammes par jour, je me contente chez l'adulte de 20 à 30 grammes au maximum.

La *poudre de Dower* (ipéca, opium, sulfate et azotate de potasse) stimule l'expectoration, l'urination, la diaphorèse.

La *digitaline cristallisée* serait, d'après Gingeot et Deguy, le médicament de choix de la pneumonie et de la broncho-pneumonie grippales : elle amène une rapide défervescence, relève le pouls, augmente les décharges uratiques, calme le délire, rétablit les fonctions digestives ; il faut, d'après ces auteurs, prescrire L gouttes de la solution à 1 p. 1000 (un milligramme), dose unique, ou bien employer des doses faibles et réitérées, sans dépasser L gouttes en sept jours.

Contre la congestion pulmonaire et la pneumonie, inhalations d'oxygène, réfrigération par le drap mouillé, les compresses enveloppant le thorax, les bains froids ; injections sous-cutanées de sérum artificiel. S'il y a pleurésie, surveiller l'épanchement en se rappelant que l'empyème, une des fréquentes complications de la grippe, indique l'incision immédiate de la plèvre.

TRAITEMENT DES COMPLICATIONS

Il est impossible d'envisager ici toutes les complications de la grippe.

Les *névralgies* du déclin et de la convalescence, qui sont souvent périodiques, cèdent à la quinine.

Les *hémorragies* indiquent la révulsion à la peau, les injections sous-cutanées d'ergotine, les injections de sérum artificiel.

Les *infections secondaires* nécessitent souvent l'intervention du chirurgien. Cela est aussi vrai pour la pneumococcie que pour la streptococcie et la staphylococcie. On dit et on répète, par exemple, que l'*empyème* à pneumocoques guérit facilement à la suite d'une simple ponction. Je proteste contre cette assertion et je dis que la pleurésie purulente méta-pneumonique, *quel que soit le microbe*, doit être traitée par la pleurotomie hâtive.

Carrieu et Pelon viennent d'employer avec succès le sérum de Marmorek dans un cas de *méningite* grippale avec fièvre à type septicémique ; c'est la présence des streptocoques dans les crachats du malade qui a guidé ces médecins.

VII. — LA PROPHYLAXIE

Dans la série des maladies épidémiques, l'hygiéniste distingue deux catégories.

La première est celle des affections qu'il a réussi à discipliner, à modérer, à restreindre, et dont il ose prévoir la complète disparition : variole, fièvre puerpérale, peste, choléra, fièvre typhoïde, diphtérie.

A la seconde appartiennent les maladies qui se jouent de nos poursuites.

C'est dans cette dernière que se place la grippe.

Connaissez-vous son berceau? Cherchez à découvrir son pays d'origine, ou bien volez sur ses traces pour trouver sa retraite dernière : elle vous fera faire le tour du monde.

Elle est tour à tour asiatique, européenne, américaine. S'accommodant de tous les climats et de toutes les latitudes, elle n'obéit qu'à la fantaisie de son humeur vagabonde. Dans tout pays elle exige sans retard ses lettres de grande naturalisation, dans toute ville son droit de cité.

Que si la grippe *exotique* avait un masque différent de celui de la grippe *nostras*, on tenterait peut-être de la désigner à l'exercice des

tracasseries administratives. Qui donc aura le
courage de convoquer, pour se défendre d'elle,
des conférences internationales, d'édicter des
règlements de police sanitaire, d'ouvrir des
lazarets, d'instituer des quarantaines ?

La prophylaxie *régionale* de l'influenza n'exis-
tera probablement jamais. La prophylaxie
locale a été l'effet d'un heureux hasard pour les
établissements fermés, pour les prisons, pour
ces phares anglais dont j'ai relaté l'accidentelle
préservation ; mais cette préservation pourrait
être intentionnelle.

La prophylaxie *individuelle* est moins difficile
à réaliser. Par quels procédés l'obtiendrons-nous ?

Goldschmidt affirme que l'*immunité* peut être
créée par une récente vaccination jennérienne.

Mossé prétend avoir immunisé les lapins, en
leur injectant du sulfate de quinine dans les
veines. Bruschettini a vacciné des animaux en
employant les cultures de l'*influenza-bacillus*
dans le sang ; d'après lui, le sérum des animaux
immunisés vaccinerait contre l'influenza. A. Can-
tani a obtenu des résultats positifs chez les
cobayes avec des doses croissantes de cultures
pfeifféricnnes stérilisées à 56°, mieux encore avec
les exsudats péritonéaux et les émulsions de
substance cérébrale provenant d'animaux em-
portés par la grippe.

Si j'admets la vertu prophylactique du sulfate
de quinine (Graser), celle du salol et du naphtol
à haute dose (Boucheron), celle des acides phé-

nique, thymique, borique utilisés pour les lavages minutieux de la gorge et des fosses nasales (Vallin, J. Teissier, G. Lyon), c'est contre les infections secondaires par pneumocoques, streptocoques, etc., plutôt que contre l'influenza elle-même.

Sachant que nous sommes tous exposés à contracter la grippe chaque fois qu'elle règne épidémiquement et même plusieurs fois au cours d'une épidémie, sachant que l'influenza elle-même est inhabile à nous vacciner contre l'influenza, comment pourrions-nous accueillir sans scepticisme les tentatives d'immunisation ?

A l'heure actuelle, le seul procédé dont l'efficacité s'affirme, c'est l'*isolement* de l'individu malade.

La *désinfection* ne visera pas seulement les sécrétions fraîches des voies respiratoires dans lesquelles vit l'*influenza-bacillus*, mais aussi les linges, les draps, les tentures, tous les objets qui, provenant de l'habitation, sont susceptibles de véhiculer les microbes pathogènes.

TABLE DES MATIÈRES

930-98. — CORBEIL. Imprimerie Éd. CRÉTÉ.